JN044669

精神科診療のポイント

59症例の治療過程を徹底解説＋Q＆A

著

西川　正

星和書店

はじめに

　平成 24 年 3 月，清和会西川病院ホームページ全面改訂に際して「精神科診療のポイント」のコーナーを立ち上げた。このコーナー立ち上げの目的は，平成 23 年 7 月に新たに国民病として加えられ 5 大疾患の一つとなった精神疾患の診断と治療の実際を広く一般に開示し，精神疾患の正しい理解とその克服の一助として欲しいと願ったからであった。

　筆者は精神科医師になって以来，統合失調症を中心とした診療・研究活動を行って来た。そして統合失調症に関する 2 冊の本を上梓（『分裂病ガイドブック―患者と家族のための Q&A 100―』NOVA 出版，1994 年；『分裂病治癒者のカルテ』星和書店，2002 年）した。しかし近年統合失調症は軽症化し，入院加療を必要とする重度の統合失調症は減少し，その代わり，発達障害，うつ病，介護抵抗を伴う認知症など精神疾患は多様・複雑化し従来の治療方針では対応困難となっている。

　たとえば従来のうつ病であれば，休養を勧め，適切な薬物療法を行えば完治していたが，現在のうつ病の発症機序は多様であり，1) 過重労働による疲弊発症機序（従来型），2) 絶望学習による発症機序，3) パワハラによる PTSD 的発症機序など様々であり，治療法も薬物療法だけでは不十分でそれぞれの発症機序に適合した統合的な薬物・精神療法及びリハビリテーションを行う必要がある。

　本書では，単に病名を付け処方するだけではなく，さらに一歩踏み込んだ対応により改善が認められた実症例の簡潔なレポートと診断や治療のポイントを取り上げ，匿名性を損なわない範囲（年齢や現病歴は匿名性確保のため改変を加えた場合もある）で開示している。また精神疾患は長期の治療経過となる場合が多く，その治療過程を記述しようとすると長大なレポートとなる。しかしながら，長い経過であってもヤマ場（診療のポイント）といえる部分があり，そこでの対応の適否により慢

性化したり，逆に改善の端緒が開けたりする。

　このコーナー立ち上げ時には 50 例程度の症例が蓄積されれば，一冊の本として上梓しようと考えていたが，多忙と加齢による処理能力の低下により，その作業は滞っていた。今回この本の出版が可能となったのは悪性症候群を発症され，福井県の病院から当院に転院された患者さんの夫，佐藤三樹氏の勧めによる。同氏はホームページに時系列で掲載していた症例を疾患別に分類整理し，本来筆者がすべき出版準備を全て整えて下さった。

　本書は精神科医療の専門書というより，その啓蒙書であり，精神的な悩みを抱えておられる方々やそのご家族にまず一読をお勧めしたい。勿論医師を始め，医療スタッフ，医療関係の学生の方々にも，精神疾患の診療に役立てられたり，それへの理解を深める一助となれば，大変嬉しく思います。

精神科医師　西川　正

目　次

はじめに　*iii*

第1章　適応障害関連 ··· *1*
　症例1　パワハラにより身体症状発症し長期休業を要した適応障害　*2*
　症例2　うつ病として紹介された適応障害の治療　*5*
　　　　　［参照1］西川型外来 SST 手法と奏効機序　*7*
　症例3　うつ病として診断治療されていた適応障害　*15*
　症例4　多様な病名で診断・治療されていた適応障害　*19*

第2章　パニック障害関連 ··· *23*
　症例5　パニック障害の病名告知と治療　*24*
　　　　　［参照2］パニック発作と薬物療法　*26*
　症例6　伝票処理が突然不能となった高齢患者のパニック状態　*27*
　症例7　パニック障害から10年間昼夜逆転生活　*30*
　症例8　診断困難で紹介された睡眠時初発の重度パニック障害　*33*

第3章　身体化障害関連 ··· *39*
　症例9　孤立不安から生じた身体化障害　*40*
　症例10　突然発症する歩行障害と手の痛み　*41*
　　　　　［参照3］ヒステリー（身体化障害）について　*43*
　症例11　老年期の食思不振症　*43*
　　　　　［参照4］食事無理強いせず平穏死を
　　　　　　　　　　～「もう一口」が誤嚥，胃ろうに～　*45*
　症例12　各科で身体疾患と誤診された身体化障害　*47*
　症例13　ストレス誘発性過眠症と身体化障害　*49*

第4章　気分障害関連 ……………………………………………………… 53

症例14　過重労働によるうつ　*54*

　　　　［参照5］SST　*56*

　　　　［参照6］柔道療法　*57*

　　　　［参照7］覚醒水準とうつ病の薬物療法　*59*

症例15　過重労働による軽症うつ　*61*

症例16　さまざまなうつ（Ⅰ）／抑うつ妄想状態　*64*

　　　　［参照8］向精神薬の減薬・退薬　*68*

症例17　さまざまなうつ（Ⅱ）／抗うつ薬には無反応なうつ　*70*

症例18　さまざまなうつ（Ⅲ）／パワハラにより発症したうつ　*72*

症例19　さまざまなうつ（Ⅳ）／拒絶の強いうつ　*75*

症例20　さまざまなうつ（Ⅴ）／引きこもりうつ　*78*

症例21　さまざまなうつ（Ⅵ）／新型うつ　*83*

症例22　難治性躁病の薬物療法　*89*

症例23　頻回に入院を繰り返す躁うつ病者の再発要因とその対策　*94*

症例24　アリピプラゾール増量により重度錐体外路症状を呈した
　　　　双極性障害の薬物療法　*98*

　　　　［参照9］気分安定薬の作用機序　*103*

第5章　知的障害・発達障害関連 ……………………………………… 105

症例25　脳性麻痺の高度不安・過緊張状態　*106*

症例26　普通高校卒業知的障害者の職場不適応　*107*

症例27　注意欠如・多動性障害（ADHD）の薬物療法と養育　*109*

症例28　抜歯を契機に拒絶状態となり生命危機に陥った知的障害者　*113*

症例29　長期間引きこもりを続けた高機能自閉症の治療　*118*

　　　　［参照10］アカシジア（akathisia：着座不能症）　*122*

第6章　てんかん関連 …………………………………………………… 125

症例30　暴力を伴う難治性てんかん　*126*

症例31　動悸を主訴に受診したてんかん（情動発作）　*128*

第 7 章　統合失調症関連 ································· *131*

症例 32　超早期に治療導入された統合失調症　*132*

症例 33　入院治療を要する若年初発統合失調症　*135*

　　　　［参照 11］統合失調症患者の薬物療法指針　*137*

第 8 章　ジスキネジア・ジストニア関連 ················· *139*

症例 34　統合失調症患者の突然の右手指振戦　*140*

　　　　［参照 12］遅発性ジスキネジアの治療　*141*

症例 35　激しい口舌ジスキネジアによる嚥下・服薬不能例　*142*

症例 36　オランザピン長期投与中に発症した急性ジストニア　*143*

症例 37　抗パーキンソン薬の副作用で幻覚妄想，興奮，ジストニアを
　　　　呈した認知症　*146*

症例 38　誤った治療戦略により難治化した双極性障害の遅発性ジスキネジア
　　　　148

第 9 章　悪性症候群・緊張病関連 ····················· *151*

症例 39　極少量のリスペリドンで発症した悪性症候群　*152*

　　　　［参照 13］悪性症候群　*154*

症例 40　悪性症候群後遺症と医薬品副作用救済制度　*154*

症例 41　他院から紹介された緊張病性昏迷　*157*

症例 42　重症昏迷の診断と治療過程　*160*

　　　　［参照 14］カタトニア昏迷と悪性症候群昏迷の比較　*166*

第 10 章　認知症関連 ······························· *169*

症例 43　少量の抗認知症薬が著効したアルツハイマー型認知症　*170*

症例 44　認知症の周辺症状と薬物療法　*173*

症例 45　アリピプラゾールが著効した攻撃的アルツハイマー型認知症　*175*

症例 46　ドネペジル中止で興奮症状が改善したアルツハイマー型認知症　*176*

　　　　［参照 15］抗認知症薬の薬理作用　*179*

症例 47　超高齢者のせん妄の薬物療法　*179*

症例 48　抗精神病薬で歩行転倒リスクが改善したアルツハイマー型認知症　*183*
　　　　　［参照 16］向精神薬と抗精神病薬　*187*
症例 49　低 Na 血症を合併し認知症状が増悪した症状精神病　*187*
症例 50　抗うつ薬の副作用で低 Na 血症発症し，不動状態を呈した認知症　*190*

第 11 章　その他精神症状関連 ……………………………………… *193*

症例 51　特発性過眠症として紹介された過労性過眠症　*194*
症例 52　「耳鳴り・眩暈・血圧変動」が主症状の老年期ストレス性
　　　　　過覚醒状態　*196*／追補症例　*197*
症例 53　28 年間持続した重症チックの薬物療法　*199*
症例 54　長期不治であった舌痛，頭痛，耳鳴りの診断と治療　*201*
症例 55　生活指導が奏効した心因性発熱　*204*
症例 56　うつ病として紹介された神経性食思不振症　*206*
　　　　　［参照 17］イントラリポス®　*208*
症例 57　うつ病のリストカットとして紹介されたアルコール依存症　*209*
　　　　　［参照 18］アルコール性振戦　*213*
症例 58　統合失調症として紹介された薬物依存症　*213*
症例 59　アカシジア出現により，診断・治療に難渋した不安障害　*219*
　　　　　［参照 19］EPS（薬原性錐体外路症状）亜型の特徴と病因　*224*

付録　ブログ読者からのQ＆A（一部抜粋）　*225*

あとがき　*271*
参考文献　*272*
著者略歴　*273*

付録　ブログ読者からのQ&A（一部抜粋）	
	ページ
第2章　パニック障害関連	
Q 1　パニック障害に対するスルピリドとリボトリールについて	226
Q 2　歯の治療中にパニック障害になりました	226
第4章　気分障害関連	
Q 1　症例14について	227
Q 2　躁状態の時は視力がかなりよくなります	227
Q 3　認知行動療法を始めます	228
Q 4　1時間毎に目が覚めます	228
Q 5　アナフラニール点滴について	228
Q 6　非定型抗精神病薬の持続性注射について	229
Q 7　うつ病で妄想がある場合の投薬について	229
Q 8　神経内科を受診しますが，経済的に不安です	230
Q 9　うつ病になる可能性を指摘されました	230
Q 10　症例21について	231
Q 11　クエチアピンで睡眠は改善しますか	231
第5章　知的障害・発達障害関連	
Q 1　発達障害の場合，抗精神病薬に脆弱性がありますか	232
第6章　てんかん関連	
Q 1　息子がてんかん手術後暴力を振るうようになりました	232
Q 2　てんかんで暴言，神経過敏が起こりますか	233
Q 3　てんかんで薬を飲んでいる娘が毎日暴れます	233
第7章　統合失調症関連	
Q 1　統合失調症の友人は通院もしていません	234
Q 2　息子が病院に行きたがりません	234
Q 3　認知症の母の入院先が見つかりません	235
Q 4　20年間再発はありませんが，断薬は可能でしょうか	235
Q 5　統合失調症は抗精神病薬以外では治らないのでしょうか	236
Q 6　断薬は諦めるべきでしょうか	236
Q 7　泌尿器科の薬で精神科の薬は副作用が増強しますか	237
Q 8　息子が一刻も早く薬を減らしたいと言います	237
Q 9　最大量の抗精神病薬と他の薬の併用は大丈夫でしょうか	238
Q 10　リスペリドンがいきなり10mgから4mgになりました	238
Q 11　こんなに大量の薬を一緒に飲んでも大丈夫ですか	239
Q 12　薬が多すぎるのではないでしょうか	239
Q 13　リスペリドン0.5mgぐらいなら断薬は可能でしょうか	239

Q 14	主治医が一生の服薬は必要と言います	240
Q 15	減薬→再発を繰り返す医師の処方は正しいのでしょうか	240

第8章　ジスキネジア・ジストニア関連

Q 1	足が動かないのは薬の副作用でしょうか	241
Q 2	抗不安薬でジスキネジアになりますか	242
Q 3	足の不随意運動がひどく，夜も眠れません	242
Q 4	2年ほど前から口の中の痛みで苦しんでいます	243
Q 5	サインバルタの服用で首の斜頸が出ました	243
Q 6	遅発性アカシジアの症状に抗コリン薬も効きません	243
Q 7	断薬しましたが，軽度の呂律不良が残っています	244
Q 8	飲み合わせの問題でクロナゼパムは使えません	244
Q 9	クエチアピンによるムズムズ脚症候群と診断されました	245
Q 10	ジスキネジアにカタプレスを使ってもらえません	245
Q 11	ジスキネジアの治療に主治医もお手上げです	246
Q 12	セロクエルでジスキネジアの症状が出ませんか	246
Q 13	遅発性ジスキネジアは完全に治りますか	247
Q 14	遅発性ジスキネジアで定位脳手術を受けました	247
Q 15	ドパコール服用で首が引きつります	247
Q 16	遅発性ジスキネジアでウルソの多量摂取を試しています	248
Q 17	ジスキネジアに効果的な薬はありますか	248
Q 18	舌が勝手に動くのが気になります	249
Q 19	てんかん治療の服薬で鼻の下や口が勝手に動きます	249
Q 20	顔の筋肉が引っ張られてしまいます	249
Q 21	背中のそりが治らず，歩けないままです	250
Q 22	口のもごもごが一向によくなりません	250
Q 23	歯の食いしばりがひどく，良い薬を探しています	251
Q 24	ジスキネジアの治療にチアプリドは使われますか	251
Q 25	ほぼ寝たきりになってしまいました	251
Q 26	ジスキネジアは治療せずに治りますか	252
Q 27	口をくちゃくちゃするのは薬の副作用ですか	252
Q 28	しゃべりにくく，舌が出てしまいます	253
Q 29	話すときだけ舌に力が入り突出します	253
Q 30	ジスキネジアは神経内科を受診した方がいいですか	254
Q 31	口のモゴモゴはどの薬の副作用でしょうか	254
Q 32	抗精神病薬の新型でもジスキネジアを発症しますか	255
Q 33	変な味がするのはジスキネジアと関係ありますか	255
Q 34	薬は飲んでいませんが口が動きます	255

Q 35	ロナセンを飲んでジストニアを発症しました	*256*
Q 36	ジストニアにチアプリド錠，グラマリール錠を処方されました	*256*
Q 37	薬は服用してませんが，舌が前に出てしまいます	*257*
Q 38	胸がヒクヒクなり頭も揺れます	*257*
Q 39	舌を噛んだり舌が勝手に動きます	*258*
Q 40	舌のねじりがひどく瞼も重いです	*258*
Q 41	急に舌が前にでて制御不能になりました	*258*
Q 42	口が粘つき舌の根元が動いて気持ち悪いです	*259*
Q 43	顔が右を向く，手足が勝手に動く症状が出ました	*259*
Q 44	口の中を吸うようになり口内炎ができたりします	*260*
Q 45	口を尖らせる早い動作はジスキネジアでしょうか	*260*
Q 46	口の歪み等の症状はジスキネジアでしょうか	*260*
Q 47	ジスキネジアに使える薬がありません	*261*
Q 48	アモキサンを飲んでいて，ジスキネジアが気になります	*261*
Q 49	うつの薬で遅発性ジスキネジアになりませんか	*261*
Q 50	アリピプラゾールでジスキネジアは悪化しますか	*262*
Q 51	歯のカチカチが止まりません	*262*
Q 52	ジスキネジアの処方をしてもらえません	*263*
Q 53	抗うつ薬を飲んでいて堪らない痛みがあります	*264*
Q 54	歯の噛み合わせが気になります	*264*
第9章　悪性症候群・緊張病関連		
Q 1	悪性症候群は何度も起こりますか	*264*
第10章　認知症関連		
Q 1	アリセプトの功罪について	*265*
第11章　その他精神症状関連		
Q 1	昼間の耐え難い眠気は何科を受診すればいいですか	*266*
Q 2	特発性過眠症が理解できません	*266*
Q 3	ナルコレプシー2型と言われました	*266*
Q 4	寝坊をどうにか治したいです	*267*
Q 5	検査で脳波が光刺激と呼吸で荒れていると言われました	*267*
Q 6	受験生ですが眠気に困っています	*268*
Q 7	ロングスリーパーと特発性過眠症について	*268*
Q 8	特発性過眠症の誤診について	*269*
Q 9	夜中にブルドーザーのような音で目が覚めます	*269*
Q 10	全然食べれず痩せていく一方です	*269*
Q 11	息子の嫁が飲みだすと暴れます	*270*

薬剤名について　なるべく一般名を使用していますが，配合剤などは
商品名を使用している場合があります。商品名には，付録「ブログ読
者からのQ＆A」を除き，®を付記しています。

第1章

適応障害関連

症例1　パワハラにより身体症状発症し長期休業を要した適応障害

　20歳代男性。公務員事務職。3年前から県外の職場で働いている。今年の6月頃から仕事を任される事が多く仕事量もどんどん増えるが，上司は全く手伝ってくれない。また上司は口数の少ない人で気楽に相談が出来る関係ではない。理不尽な要求や，間違った指示も出されるが，反論出来ない。

　8月中旬から食欲不振があり，2～3週間で一旦回復したが，その後食欲不振増悪。嘔気もあり食事の味がしない。イライラ感，頭痛，動悸，息苦しさがある。会社の保健担当者に勧められ同年10月母親同伴で当院受診となる。

初診時

　整容，礼節は保たれている。

　仕事の事を考えると憂うつ，涙もろくなった。仕事を休みたいと思うが，体調が悪くても休めば仕事が溜まるだけなので，休めない。先が見えない感じだと語る。

　会話はスムーズであり，抑うつ状態ではなく，仕事ストレスによる身体症状を主症状とする適応障害と初診医は診断。2週間の休業加療の診断書を提出し，次の通り処方した。

【処方】　(1) ロラゼパム（0.5mg）1錠　昼食後
　　　　　(2) ゾルピデム（10mg）1錠　就寝前

治療経過

《2週後》

筆者受診となる。

　（休んでどうですか）「あまり改善されない。眩暈もする。吐き気もあるし，食欲がない」

（何が一番困る？）「直属の上司が……うるさい」

（仕事は出来る？）「出来るとは言われている」

『3ヵ月間休業加療を要す』との診断書を提出し，SST 及び柔道療法を勧めた。抗不安薬での治療効果が乏しいため，より強力な抗ストレス効果を期待して抗うつ薬を併用した。

【処方】（1）オキサゾラム（10mg）1 錠×2 回　朝夕食後
　　　　（2）ゾルピデム（10mg）1 錠　就寝前
　　　　　　スルピリド（100mg）1 錠　就寝前
　　　　　　ミルタザピン（15mg）1 錠　就寝前

《4 週後》

薬が効いた，食べられるようになったと話す。血色が良くなっており，快活な感じに変わっている。

《5 週後》

SST や柔道療法にもそれぞれ週 1 回参加。柔道療法時「柔道療法や体育館でバスケットボールが出来る事で気持ちが解放された。今は気分も良いし，身体症状もない」と明るく話される。

以後，順調に回復する。

《3ヵ月後》

部署変えとなり復職した。順調に経過していたが，復職 1 週間後，たまたま以前の直属の上司に聞かないと分からない問題が発生した。聞きに行くと，挨拶も返してくれないし，以前の荒い口調とは異なり逆に敬語で対応されてショックを受けた。また嘔気がするし，心臓がバクバク打つ。とても仕事に行けないと訴える。

就業困難と判断し，再度 3ヵ月休業加療の診断書を提出した。抗うつ薬のミルタザピンは除去し，以後は心理面の強化を図る治療に切り替えた。

【処方】（1）オキサゾラム（10mg）1 錠×2 回　朝夕食後

　　（2）ゾルピデム（10mg）1錠　就寝前
　　　　スルピリド（100mg）1錠　就寝前

　その後も食欲不振が続いたが，SST，柔道療法，散歩などにより次第に改善した。また，本人が上司の言動に「過剰反応している可能性もある」と考え，池波正太郎著『剣客商売　二』（新潮文庫）を貸し与え，小題「悪い虫」を読んでみるように指示した。

「悪い虫」（要約）

　うなぎの辻売りを商売にしている又八には腹違いの兄がいる。その兄の悪事が思うようにならぬ時，必ず仲間を引き連れて，又八のところに現れ，いきなり殴りつけ，売上金と商売物のうなぎもかっさらって，去っていく。
　ある時，路上で狼藉を働く浪人達を瞬時に敗走させた秋山大二郎の後をつけ，その道場を見つけ出した又八は，翌日有り金5両を差し出し，10日間で鍛え上げて，その兄に負けぬ強い男にしてくれと頼み込む。父秋山小兵衛と相談し，無理な頼みを引き受けた秋山親子は又八に「勝負の極意」を伝授する。10日間商売を休み特訓を受けた又八が商売を再開していると，売上金を狙った兄らゴロツキ共が現れる。掴みかかろうとする兄の前で，又八はいきなり双肌脱ぎとなる。色白の肌に，刀痕十数か所。いずれも浅手ながら，受けたばかりの実に生々しい傷である。又八は用意の棍棒をつかんで兄を睨みつけた。半月前の兄への恐怖心は全く消えていた。

「又八は胆の据わった対応で，実戦はせずともゴロツキ共を撃退した」という話である。柔道療法の合間にその読後感を聞き出しながら，「胆力の重要性」について話し聞かせ，この危機を転じてチャンスとして捉えて克服出来れば，大きく成長するだろうと励ました。

《6ヵ月後》

　統括上司が来院され，復職に際しての今後の対応について相談される。以前の直属の上司と本人の三者面談をお願いすると快く了解される

ため，事前に同様な場面設定をして SST でロールプレイを行った。

　ロールプレイでは緊張し，頸部まで赤くなり，腕まくりも何度もしながら，自分がどうしてこのような病気になったのかの理由をしっかりと「直属の上司役の相手」に話す事が出来た。

《7 ヵ月後》

　復職。結局，復職時の三者面談は前例がない事や，産業医からの時期尚早であるとの反対意見などにより行われなかった。

《復職 15 日後》

　今は全く問題はなく，身体症状は出ない。前上司とは同一フロアで挨拶は交わすが，まったく接触はない。薬は服用しているが，眠気など副作用もないと快活に話される。以後，安定して経過している。

診療のポイント

　パワハラによるうつ状態や適応障害の治療は，薬物療法，受容的精神療法，休養（休職）だけでは不十分であろう。本症例では，（1）SST で上司に対する対処行動を会得させる，（2）柔道療法により胆を練る，（3）読書療法：剣豪小説の凄まじいパワハラ克服体験と自分の体験を比較させ，自分自身の体験を適正評価するように認知修正を図る，という様々な治療的介入によりパワハラ恐怖体験を克服，身体症状が消失したものと考えた。

症例2　うつ病として紹介された適応障害の治療

　50 歳代女性。高校中退。美容師として 10 年間働き 30 歳から営業職。8 年前「急に悲しくなる，不眠，食欲不振」などの症状が出現し精神科

クリニック受診。その後も職場の対人関係から過呼吸やうつ状態を呈し通院していた。

　2週間前，上司からガツンと言われ，「糸が切れたように椅子にも座れなくなった」。翌日から寝込んでしまい出勤出来なくなる。不安感が強く，頭重感もある。仕事の事を考えると「心がザワザワして苦しくなる」と訴え，夫や知人に勧められ，夫同伴で当院受診に至る。

初診時

　初診医は本人の話を90分にわたり傾聴した。この1週間は服薬していないと言われるため，前クリニックでの処方を継続して服薬するようにアドバイスした。また1ヵ月間の休業加療の診断書を作成した。

　【処方】　エスシタロプラム（10mg）1錠　夕食後
　　　　　　モサプリド（5mg）1錠（慢性胃炎治療薬）　夕食後

治療経過

《8週後》

　S医師に休業延長の診断書を書いてもらい，さらに1ヵ月間の休業中。今は普通の生活は出来るが，朝が起きられない。上司と上手くやっていく自信がない。

　元の職場に戻るか，新しい仕事に変わるか半々の思いでいる。

《10週後》

　頭が重くフワフワする。一日中家で休んでいる。やる気が出ない。

　薬物治療と並行してSST（参照1）を導入する事とした。

　また，当院リワークプログラム（復職支援プログラム）に興味をされたため，担当作業療法士がその内容について説明を行った。

　まずは次回SSTに参加し，その後「リワークプログラム」にも参加するかどうかを決定する事にした。

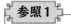 参照1

西川型外来 SST 手法と奏効機序

　当院 SST は，1991 年に西川正医師（筆者）がリバーマンのマニュアルを基に独自のスタイルで治療導入したのが始まりである。その後デイケア，病棟，就労支援現場などで対象患者に合わせた多様な SST として発展している。

【西川病院外来 SST】

　現在，外来 SST は外来患者と急性期入院患者を対象に，オープン参加で週 1 回実施している。参加期間は無制限である。

　最初に「SST とは何か」を説明したのち，SST に参加する上での 3 つの原則，（1）より上手く話す，（2）身振り手振りを使って表現する，（3）全員参加，の原則を確認，共有する。

　その後直ちに各人のロールプレイの課題設定を行う。課題設定に際しては，長期目標や短期目標設定は行わず，本人の自由意志を尊重する。したがって必然的に自由度が高い「一般会話」が主流となる。しかし一般会話の中で「困難な生活場面でのつまずき」が発見出来れば，直ちにその場面をロールプレイ課題として設定し，その場面克服のスキルを磨く練習を行う。

　ロールプレイでは，演じる 2 人の席を中央に配置し，それを円陣で囲んで着席する。

　以前は統合失調圏の参加者が多かったが，近年は気分障害者が多く参加し，毎回 20 名近くの参加者がある。見学希望者を除いて全員が毎回課題設定とロールプレイを行っており，症例 2 のように症状改善や復職に多大な効果を上げている。

【SST 奏効機序】

　SST 普及協会講習会により全国に普及した従来 SST と当院外来 SST の奏効機序の違いをモデルで示した（次ページ図）。

【図の解説】

　SST を受ける以前の参加者の状態は，『穴が開き空気（生きる力）が抜け，水中（自閉状態）に沈んだボール』として表現している。従来の SST の奏効機序は左側に，現在の奏効機序は右側に示した。従来の奏効機序ではロー

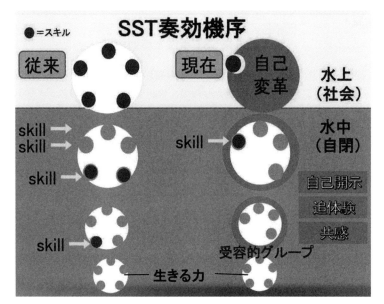

図　SST奏効機序

ルプレイによりスキル（浮力）を獲得すればボールは次第に水上（社会）に浮き上がって行く。一方，現在の極めて受容的な SST グループに参加すると，メンバー同士の会話やロールプレイを見て共感するだけで穴が塞がり浮力を得る場合もある。これにいわゆるスキル獲得が加わり，機が熟すと『自己変革』が起こり水上（社会）に浮き上がる。

【治療効果の考察】
　一般に SST の奏効機序は，ロールプレイの積み重ねによる『スキルの獲得』による行動形成とされており，従来の当院 SST もそれであったと思われる。
　しかし，現在の当院外来 SST では，一般会話のみ行うメンバーでも症状改善や長期の休職から復職に至る例が多数認められる。こうした高い治療効果をあげている要因を列挙してみる。

(1) 極めて受容的で共感性の高いグループであり，SST グループに参加してメンバーの話を聞くだけでも，他者に共感し「自分だけが苦しんでいるのではない」と孤立感が解消し元気が出て来る。

(2) 回を重ねる事でグループに対する信頼感が深まり，安心して「自己の苦悩体験や弱点」を自己開示する。

(3)「自己開示」に対して，治療者やグループから共感や賞賛を受け，自己肯定感を得る。

(4) SST 体験を繰り返し，機が熟すると劇的に「自己変革」が起こり，負の病体験がプラスに変換される。

　現在の西川病院外来 SST では「自己変革＝生まれ変わり体験」が起こる参加者も多い。症例2はこの典型例として提示した。

▼第1回 SST（共感）

課題：自己紹介／相手 N 医師

　休職に至るまでの経過を，結婚や職場の状況も交えながら流暢に話される。

　SST 終了後の本人の一言コメント「同じような経験をしている人が多く，皆さんと共感出来て良かった。今後も是非参加したいです」と元気に述べられる。

【リワークプログラム参加の検討】

　1回目の SST 終了後，リワーク担当医からプログラムの説明と以下のアドバイスを行った。

　「リワークプログラムでは本人の活動量を上げ休職中の人の職場適応を目指します。貴女はエネルギーがあり，どのように適応するかが問題だと思われます。

　①職場環境が調整出来るのか，②自分が変わって適応していくのか，③会社を辞めて再スタートするのか，を検討しましょう。

　貴女の場合，リワークプログラムではなく，作業療法（OT）やデイケア，SST 参加が合っているでしょう」

　リワーク担当医のアドバイスを受け，毎週1回 SST に参加する事に

なった。以後，欠席する事なく SST に参加された。

　ポイントとなる SST 場面をピックアップし，SST 課題を中心に彼女の心境の変化を追ってみる。

▼第2回 SST

課題：人間関係／相手 S 医師

　上司との人間関係が原因で病気になった。職場での状況や自分の気持ちを流暢に話される。

　S 医師のアドバイス「自分の怒りをどのように受け止めて行くのかが今後の復職のポイントではないでしょうか」

▼第3回 SST

課題：人間関係／相手 S 医師

　最近の自分の様子について「予定が入っている時は起きられるが，予定がないと昼まで寝て過ごす。洗顔もしない。そんな事で良いのかと両親に言われる。復職したい気持ちはある。今のままで大丈夫だろうか？と自分でも思う」と話される。

　S 医師のアドバイス「三寒四温にたとえ，今は回復期でしょう」

「これで良いという事ですね」と本人はすっきりした表情となる。

▼第4回 SST（ロールプレイによるスキル獲得）

課題：病気と向き合う事／相手 S 医師

　今までの心境の変化を話し，「SST に来る事で気持ちが大分楽になっています」と話される。現在の病状を主治医から社長に説明して欲しいと要望される。

　そこで，「社長へ病状説明をしてほしいと主治医に依頼する」場面を設定し，S 医師を相手役としてロールプレイを行う。

▼第7回SST

課題：一般会話／相手S医師

「社長と面談しました。主治医から社長に病状について説明してもらいました。縺れていたものがほどけてきたようで安心しました」

SST終了後，柔道療法への参加希望あり。

▼第8回SST

課題：病気について／相手S医師

「以前はバリバリ仕事をしていたが，今は以前のようにやる自信がない。やれる事は洗濯や友達とのおしゃべり，OT活動での生け花位。これは病気のせいでしょうか」とS医師に問う。

S医師のアドバイス「昔に戻る事よりも，今の状態を職場の上司に伝える事の方が重要。そのような場面を想定したロールプレイをしてみたらどうでしょう」

▼第10回SST

課題：一般会話／相手S医師

「今週は初めて柔道療法に参加して，とても楽しかった。しかし家では眠くてしかたがない。家事もなかなか出来ない」

S医師のアドバイス「今は回復期の最後で一番難しい時期。活動量を少しずつ増やす必要があるが，無理は禁物です」

▼第12回SST（自己開示）

課題：夫の事／相手N医師

「夫も人間関係が原因で精神科クリニックを受診していた。その時は自分も元気でうつ病の事が分からず，叱咤激励してしまった。今に思えば大変な逆療法で冷や汗ものだが，結果オーライで夫は立ち直り，人間関係も改善し，夫は成長しました」

N医師のアドバイス「最近，心的外傷後成長という現象が注目されて

いるけど，すごい事しましたね」と賞賛。

▼第13回SST

課題：一般会話／相手S医師

「薬が変わり，まだ慣れないのか調子があまり良くない。先週は夫の話をしたが，今週は夫と口論した。今後も薬が変わると副作用があるのではと思い不安」と話される。

《初診6ヵ月後（第12〜15回SSTの期間）》

エスシタロプラムからミルナシプランへの処方変更が行われ，ミルナシプラン100mgでひどい嘔吐出現。総合病院へ救急受診となる。

▼第15回SST

課題：苦手な人への対応／相手N医師

職場の上司について話す。「ペアで10数年一緒に働いて来たが，考え方が全く合わず，顔を見るのも嫌。配転は出来ないが，ペアにもう一人入れて3人体制にする事は可能と会社から言われている」と話される。

N医師のアドバイス「それは問題解決の糸口になるかもしれない」

本人の感想「話を聞いてもらい安心した」と話される。

▼第16回SST（自己開示）

課題：苦しかった事／相手N医師

「この1週間は苦しかった。職場での嫌な事も思い出した。この20年間，今の職場で大卒の人達に負けまいと必死に働いて本当に辛かった。この先治療としてどのような段階に進むのか気になる」と話される。

N医師のアドバイス「単純なうつではなく，PTSD的要素があるので，苦手な上司との関係をどうして行くか，復職に向けて考えて行きましょう」

《初診 7 ヵ月後》

　外来診察。主治医交代を希望して筆者の外来担当日に受診。勤務先と仕事内容について詳細を話される。

　副作用が怖くて今は全く服薬していないと話される。

▼第 19 回 SST

課題：一般会話／相手 N 医師

「今週の柔道で，相手に技を掛けて投げる体験をした。言葉では表せないが，頭がスカッとしてとても気持ちが良かった。仕事もいざ辞めると思うと色々考え葛藤している。今まで一所懸命に働いて来たので，もうしばらく休んで何もせずのんびり過ごしていいでしょうか？」などと話される。

《初診 8 ヵ月後》

　外来診察。「体が動かない。会社の事を思い出すと気分が落ち込み死にたくなる。布団から起き上がれない」と訴え，抑うつ状態を呈している。

【処方】　エスシタロプラム（10mg）1 錠　夕食後

　以後，同処方を継続した。

▼第 23 回 SST

課題：今後について／相手 S 医師

「これまでバリバリ働いて来たが，仕事を辞めればどうなるのか，今後の事を色々考えると気持ちが沈む」と現状や気持ちをしっかり話される。

　S 医師のアドバイス「今より悪くなる事はないので，自分が何をしたいかが自然に出るまでどっしり構えた方が良いでしょう」

▼第25回SST

課題：一般会話／相手S医師

「オリンピックを見て自分は小さい事で落ち込んでいると思った。オリンピック選手は一体どんな精神の持ち主かと思う」と話される。

　S医師のアドバイス「長期目標を決めるのは誰でも難しい。まずは短期目標をこなし，そのうち長期目標が見えてくるのではないでしょうか」

▼第26回SST（自己変革）

課題：目標／相手S医師

「前回SSTで人生の目標について話したが，その後具体的な目標について考えてみた。以前は美容師をしていたが，その資格と経験を生かして在宅美容サービスの仕事が出来るのではないかと思いついた。今は新たな人生が開けているような気がする。職場を円満退職する踏ん切りがついた。最初は西川病院に来るのも苦痛で嫌だった。SSTもパチパチと拍手をして，変な新興宗教みたいだと思っていた。今はSSTを含め西川病院では素晴らしい治療をしてやりんさるよと色々な人に話している。自分は病気になって生まれ変われて良かった。病気になった事を感謝している」と話される。

《初診1年後（第26回SSTの3ヵ月後）》

　会社は円満退職し，福祉美容師の資格も取得して，情動も安定。見事に自己変革を遂げられた。

診療のポイント

　強烈な対人的ストレスによる「PTSD的要因があるうつ状態」は，薬物療法と休養だけでは改善は望めない。当院受診初期にリワークプログラム担当医が指摘した如く，(1) 職場環境が調整出来るのか，(2) 自分が変わって適応していくのか，(3) 会社を辞めて再スタートするのか，この三者択一であろう。

　本症例では 26 回目の SST で,「会社を辞めて再スタートをする」という結論に至った。SST を重ねる中で「病気になって良かった」という自己肯定感を伴う「自己変革」が生じた。「自己変革」は, 薬物療法や休養では得られない治療効果であり, 集団力動が働く SST 特有の回復到達点と言えよう。

症例3　うつ病として診断治療されていた適応障害

　20 歳代男性。元来潔癖症であった。年に数回激しい腹痛発作があり, 強い鎮痛剤や鎮痙剤の注射を受ける事もあった。

　現在, 家族は妻と子供。独身時代からパチンコ好きで, 結婚後も給料はほとんどパチンコに注ぎ込み, お金がなくなるとパチンコ代を出せと妻に暴力を振う。しかし妻からみると熱血漢で, 子供好きな優しい人である。

　数年前肉親が亡くなりそれ以後気落ちし, 自分の無力, 無能力を嘆くようになった。仕事も辞めてしまった。1 年半前から総合病院精神科でうつ病として治療開始。しかし改善しないため, 1 年前から別のクリニックに変わり通院していた。依然パチンコへの執着は強く, 借金を作るなど生活が立ちゆかなくなる事もしばしばであった。

　2 週間前から小遣いがなくなり, 妻とは口もきかず, 子供に対しても無関心になっていった。親族の勧めもあり入院治療を希望し前医紹介にて当院受診に至る。

初診時

　「憂うつ気分, やる気が出ない。面倒になる」との症状によりうつ病（外来担当医による診断）として急性期治療病棟開放ゾーンに入院となる。

治療経過

《入院初日》

主治医（筆者）面接。原因不明の腹痛発作がある。1日で良くなる時もあるし，数日続く事もある。それが1〜数ヵ月単位の周期で起こる。もう何年も仕事に就いていない。働かない事に周囲から批判があり，人の目が辛い。それで閉じこもって昼夜逆転していると話す。

「自分は神経質で，潔癖で大変な性格」で「今の状況が変わらなければ病状は変化ないと思う」と語った。

主治医である筆者から腹痛は心因性だろうと説明。「はっきりした声で話し，表情はしっかりしており，うつ状態ではない。あなたの病名はうつ病ではなく適応障害であろう」「治療は一種のトレーニングが必要。入院生活を修行と思って病棟生活に慣れるように」と伝えた。

不眠に対して，ベゲタミン®B1錠を処方した。

同日，妻とも面談する。

「離婚を考えた時もあるが，やれば出来る人だと判っているので，助けてあげたい」と話される。

「結論として適応障害であり，奥さんの援助が逆に本人の自立を妨げている。共依存関係を断ち切る事が治療となる。2〜3ヵ月間の入院生活に耐える事が出来ればある程度治療は成功するだろう。入院生活に耐えられず早々に退院すると言い出すなら，突き放すなど奥さん自身が強い態度で臨まれるように」と話した。

妻は主治医のアドバイスを良く理解して了解された。

《入院2日目》

病院の食事はまずくて食べられない。他の患者と一緒では風呂に入れないので，一人で風呂に入れるようにして欲しいとの訴えがあり，入浴については本人の要望に添う。

不眠は依然としてあり，鎮静と催眠効果を期待してオランザピン（10mg）を処方した。

「他人の目を気にせずに胸を張って生きるように」「主夫でも良い」と話すと,「働かなくても良いのか。随分気が楽になった」と答え,そんな考えでも良いのかと驚いている。

《入院3日目》
オランザピン（10mg）では眠れるが体が重く辛いと言う。ベゲタミン®Bにブロチゾラム1錠を追加しても,睡眠は不十分。
以後,薬物はクロナゼパム（0.5mg）2錠1日2回（朝夕）,クエチアピン（100mg）1錠1日1回（夕）に変更したところ睡眠良好になる。

《入院7日目》
妻同伴で面接。
「もう1週間入院継続して頑張ってみたい。家に帰っても,まだ胸を張れないと思う。病院では外を自由に歩けるのがすごく嬉しい。毎日散歩をして海を見に行っている」と言う。
パチンコを止める決意を問うと,「働くまでは止めようと思う」と答える。
その後,3回の試験外泊をする。

《入院20日目》
「パチンコはしたくてやっていた訳ではない。結局逃げで……。やっている時点で判っていた。一日を何とかつぶす,周囲の目を逃げるだけで……。まずはアルバイトをしてみようと思う」と内心を打ち明ける事が出来るようになる。

《入院21日目》
妻と面接。外泊時,機嫌は悪くはないが,家の中で何をするでもなく過ごし積極的には散歩には出ない。本人と今後についてじっくり話し合ってもらうようにアドバイスする。

《入院23日目》

「自分としては明日退院したい。今後はアルバイトをして，仕事がない時は釣りをする。それで駄目ならばデイケアに通おうと思う」

"パチンコはしない"

"妻と子供に対して不機嫌にならず普通にコミュニケーションを取る"

この2点について主治医と約束をした。

「気持ちが穏やかになるから薬は続けたい」と語る。

《入院24日目》

退院となり，今後は毎月1回日曜診察（筆者の予約外来）に通う事になる。

《退院3ヵ月後》

服薬を継続し，妻同伴で日曜診察に通っている。仕事はしていないが，パチンコは止めており，家庭で不機嫌になる事もない。草刈りなど頼まれるとやっており，周囲の目も気にならないと言う。

妻とは「第1段階（パチンコを止め，穏やかに生活する）はクリアーしたね」と話し，家庭は平穏となり妻は満足している。

診療のポイント

　適応障害の治療は逆説的ではあるが，環境に適応させる事に尽きる。本症例では，「働く」という高いハードルではなく「他人の目を気にせずに胸を張って生きるように」とのアドバイスと入院という別世界に適応出来た自信が劇的な改善をもたらしたと考えられる。クロナゼパム，クエチアピンも情動の安定に寄与していると思われる。

症例4　多様な病名で診断・治療されていた適応障害

　20歳代男性。高校時代いじめに遭い中退。以後仕事を転々としている。

　20歳の時に記憶がなくなり，奇妙な行動をし，A総合病院で脳波，MRI所見に異常はなかったが「てんかん」と診断された。抗てんかん薬を1年位服用して止めたが以後奇妙な行動はみられていない。

　3年半前，婿養子に入り，一子あり。2年前には複数の精神科クリニックでうつ病と診断された。1年半前「声が出にくくなる」「歩きにくくなる」「死にたい」と訴え，B精神科病院に1ヵ月間入院した。軽快退院したが，3ヵ月前より不安，抑うつ的となり，その後対人不安が出て仕事を休むようになった。このためC病院を受診したところ身体表現性障害と診断されクエチアピン（100〜200mg）が処方された。

初診時

　不安抑うつの他，記憶がとぶ，対人関係に過敏，関係念慮，悪口などの幻聴，悪夢を見る，右手の振るえ，頭痛などを訴え，当院を受診した。外来担当医は悪口など激しい幻聴を主症状として判断し，統合失調症と診断し，オランザピン（5mg）を処方したが，その翌日幻聴激しく，焦燥感も強いため当院急性期治療病棟開放ゾーンに入院となる。

治療経過

《入院初日》

主治医（筆者）面接。

（どうしている？）「寝ていた」

（落ち着いている？）「はい」

（幻聴は？）「今はない」

（まだ会社に籍はあるの？）「はい」

落ち着いており，統合失調症としては緊迫感（プレコックス感）に乏

しく，会話はまとまり，思考障害は認めない。統合失調症の診断には主治医としては否定的であったが，強力な抗精神病薬であるオランザピンを10mgに増量処方し，幻聴など統合失調症状に対する薬物の反応により，治療的診断を行う事とした。

《入院2日目》

（すっきりしているね）「はい」

（ぐっすり眠って楽になった？）「はい。まだ多少声が聞こえる」

（自分では何が一番困る？）「頭が痛かったり，声が聞こえてきたりするのが困る」

昨日は熟睡しているが，服薬はしていないと言う。看護記録にも『2度起こしても起きないため，服薬は保留』と記載されている。

統合失調症は過覚醒が病態であり，入院当日に2度起こされても起きず，服薬なしで20時から翌朝6時まで熟眠する事はあり得ない。しかし同薬継続で経過観察とした。

《入院4日目》

（どう？）「まあ何とか」

（声が入ってくるのは？）「少しはある」

（何と？）「死ね，死ねと聞こえる。家族を殺す悪夢もみる」

（悩みがあるの？）「収入がない」

（高校はなぜ辞めたの？）「面白くなくなって」

（それからどうしていた？）「色々な仕事をした」

（結婚はいつしたの？）「はっきり覚えていない」

結婚の経緯を覚えていないのは知的レベルの問題かと思われたが，後に婿養子である事が判明し，心因性の抑圧も考えられた。

《入院6日目》

「あの薬（オランザピン）では幻聴がひどくなった気がする。昨日妻

がきて無性に腹が立った」と話す。

　手指振戦あり。同日，オランザピンは幻聴に無効である事から，病名を統合失調症から適応障害に変更し，不安症状に焦点を絞り，クロナゼパム（0.5mg）2錠1日2回（朝夕），アリピプラゾール（6mg）1錠（夕）とした。

《入院10日目》

　（幻聴は？）「すごく聞こえる。以前から家族を殺す夢ばかり見る」

　（ここでも見る？）「ここでは見ない。叔母のところに泊りに行くと安定する」

　（作業療法は？）「知らない人がいるから行きたくない。今は声が聞こえても辛くない」

　（死にたいとかは思わない？）「はい」

《入院12日目》

　まず妻のみと面談。病名は適応障害であり，本人は婿養子で妻の両親にお金を借りている事などから遠慮があり，家庭生活もストレスである事がはっきり分かった事を説明。次に夫妻と同時面接。本人より「声が入る原因が分かった。会社のある人の声だった。今の会社を辞めればなくなると思う」との言葉が出た。

　（今後どこで静養する？）「叔母のところに行く。そして以前の会社で働きたい」

　表情がしっかりしてきている。

　今後仕事をする事が治療だと伝えて，退院とした。

診療のポイント

　20歳時記憶がなくなり，奇妙な行動をし「てんかん」として診断・治療されたのも，婿養子となりうつ病として2つのクリニックで診断されたのも，1年半前の「声が出にくくなる」「歩きにくくなる」や今

回の幻聴も葛藤処理能力が低いために，ヒステリー（転換）性に生じた適応障害として考えるとすべて説明がつく。

　入院して葛藤の多い職場・家庭から離れ，また悪夢や幻聴の内容を主治医に語る事で，特定の人からのプレッシャーにより幻聴が生じたという自己洞察が得られたと考えられた。

　以後急速に症状は改善し，退院に至った。この症例では薬物療法は治療的診断の役割を担ったに過ぎなかった。

第2章

パニック障害関連

症例5　パニック障害の病名告知と治療

　20歳代男性。次の紹介状を持参され初診。

　『吐き気が主訴の方です。吐き気は会食時に多く，一人での食事では出現しません。家族との食事でも出現する事があるため典型的ではありませんが，社会不安障害的な側面があります。また床屋，高速バスなど拘束される場面が苦手で，広場恐怖［注：逃げるに逃げられないような場所や状況下において恐怖や不安を感じる症状で，精神障害の一つ］の症状も持っています。現在，フルボキサミン（100mg），頓服としてクロナゼパム（0.5mg）1錠を処方しています』

初診時

　不安そうな表情で診察室に入室。発病時の病歴を聴取すると，多忙で過労状態のようであった。紹介状と病歴の問診からはパニック障害を疑った。吐き気を感じた時の状況について尋ねたところ，「初めて吐き気が出たのは，外食中に味噌汁を飲んだ時」「以来スープなどを飲む時，吐いたらどうしようと気になり，人前で食事が出来なくなった」との事。

　そして「薬を飲むと吐き気は軽くなったが，何故このような事になるのか分からないので不安でたまらない」と訴える。

診断・治療・対策

　「貴方の症状はパニック障害で，体調不良な時の不快体験をきっかけに誰にでも起こる」事を伝え，筆者が体験したパニック発作とその時，どのように対処したか（後記）について話した。パニック障害は，パニック発作の病態や不安発作に対する対処を教示するだけで短期間で軽快する例もある。「薬をきちんと飲み続ける事で克服出来る」事を伝え，パニック障害の治療に効くパロキセチン（10mg），スルピリド（100mg）を夕食後服用として処方した。

治療経過

《2週間後》

「薬はずっと飲んでいるが服薬しても良くならない，それどころか3日前から夜中に目が覚め，過呼吸があり吐き気が起こる気がする」と訴える。

　夜間の症状を，予期しないパニック発作の一種である『睡眠パニック』と診断し，抗不安薬クロナゼパム（1mg）を追加処方した。

　以後，日中の吐き気も睡眠パニックも完全に抑制された。

《2ヵ月後》

　服薬していて過呼吸や吐き気の心配はまったくなくなった。しかしこの4日間は薬が切れたため服薬出来ず，不安で眠れなかったとの事。

　「薬が切れて，薬のありがたみが本当に分かりました」と本人は謝辞を述べる。

診療のポイント

　パニック発作は薬物療法だけで著効する例もあり，またパニック発作の病態の説明や不安発作に対する対処を教示するだけで短期間に軽快する例もある（参照2）。

　パニック発作の治療は最初の体験を詳細に聴き言語化（意識化し自己洞察させる）する事により何故パニック発作が起こるのかを認識させ，パニック発作反応が条件付けられないようにする（慢性化させない）事が重要である。

　パニック発作克服者の例を語り，自己洞察を促し，パニック発作の長期の治療戦略を示す事は予後（病気の経過）を良好にする。本症例では，筆者の経験したパニック発作体験について話した。

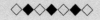

筆者の経験したパニック発作体験
〜自己洞察と曝露療法により発作を克服〜

　「最近子供が生まれた」と嬉しそうに話す同僚を助手席に乗せ，夜間高速道を北九州に向かい運転していた時の事である。当時筆者は極めて多忙で疲労が蓄積していた。北九州あたりで，次第に高速走行が出来難いと感じ，酸欠感もあったため同僚に断り路肩に一旦停車しミカンを食べた。夕方出発して深夜に久留米に着くというハードスケジュールを心配した妻が，疲れたら食べるようにと持たせてくれていたミカンであった。再出発したが，高速走行不能で50キロ位の速度しか出せない。そこで高速道を降りドライブインに入った。トイレに入り鏡を見ると顔が青ざめている。そこでパニック発作を起こしていると自己診断した。たしかに疲れており，運転中に『ここでハンドル操作を誤り事故を起こせば，我らが命を落とすだけでなく，同僚の子供は父無し子になる』との考えが運転中に頭をよぎった事が想起された。ドライブインで食事後，心理学者である同僚にパニック発作を起こしたようだと伝え，「今から高速に入って恐怖感を消す」と説明した。自己開示した事で気楽になり，思い切りアクセルを踏み込み，恐怖心に打ち勝つ事で高速走行が可能となった。その時同僚は，「落馬したらすぐまた乗れと言いますから，曝露療法ですね」とコメントしてくれた。

参照2

パニック発作と薬物療法

　パニック発作は何の誘引もなく突然起こる事が多い。一度，発症すると月に数回ぐらい起こる事が多い。症状は心悸亢進，呼吸困難，過換気症候群，めまい感，死の恐怖などを伴う強い不快感情で，今回のケースのように「吐き気」や筆者の体験した「酸欠感と高速運転が不能となる」など軽症で非定型なものから重度のパニック発作まで多様である。

通常 20 ～ 30 分で治まるが，激烈な場合は救急搬送される場合もある。初発時には精神症状と認識されず循環器内科などの身体科の受診となってしまう場合も多い。

　睡眠パニックは予期しないパニック発作に分類され，一次性のパニック障害と考えられている。発作を繰り返すと，発作間欠期にも発作が起きる事を恐れる予期不安が生じ，二次的に広場恐怖や外出恐怖に発展する場合も多くみられる。

　発症機序に関する定説はないが，体調不良時に何らかの負の連想が働き（筆者の場合は運転を誤ると，友人の子供まで父無し子にしてしまうという連想），恐怖の情動回路が賦活されるのではないかと考えている。

　パニック障害の治療薬としては抗うつ薬で選択的セロトニン再取り込み阻害薬（SSRI）であるパロキセチンとセルトラリンのみが保険適用となっている（2021 年 6 月現在）。しかし，フルボキサミンなど他の SSRI もパニック障害の治療薬として有用と考えられる。筆者はこれらの薬物が保険適用される以前はスルピリドを 50 ～ 200mg 程度単剤または抗不安薬と併用して使用し，パニック障害の治療を行っていた。

　本症例では前医においてフルボキサミン（100mg）とクロナゼパム（0.5mg）1 錠が頓服として処方され，ある程度の治療効果が得られていた。当院においては当初，パロキセチンとスルピリドの併用で治療を行った訳であるが，薬物療法の観点からするとこれらだけでは無効で，クロナゼパムを加えた 3 剤の併用がパニック発作抑制には最も有効だったと考えられる。クロナゼパムは抗てんかん薬として保険適用されている薬物であるが，精神科領域では最も強力な抗不安薬として広く使用されている。

　なお，パニック発作に抗不安薬を発作時の頓服で処方するのはむしろ予期不安を増強すると思えるので筆者は推奨しない。

症例6　伝票処理が突然不能となった高齢患者のパニック状態

　80 歳代女性。夫は 13 年前に他界し，息子と二人暮らし。20 代で結婚し，以後家業の事務を担い現在も従事している。2 週間前に急に伝票の

書き方が分からなくなった。それ以来不眠となり当院受診に至る。

初診時

（何かストレスがありましたか？）「別にありません」

（眠れませんか？）「寝つきが悪い。それに3時に目が覚めて以後眠れません」

（今も伝票の書き方が分かりませんか？）「多少は回復しました。呆けたのではないかと思います」

職場には行くけれど，また間違えたらどうしようと思うと不安になると話される。

不安様顔貌をされている。CT所見による脳萎縮はごく軽度で年相応。長谷川式知能スケールは30点中23点（正常範囲）。伝票処理につまずき，パニック状態から，不眠・不安緊張状態に陥ったと診断した。

治療経過

「高齢になると脳機能の低下から物事の処理能力が落ち，何かにつまずくとパニック状態になる。作業はゆっくりしたペースで行う事が肝心。認知症ではない」と説明した。また，「仕事は続けられるように」とアドバイスし，次の処方をした。

【処方】（1）オキサゾラム（10mg）1錠×2回　朝夕食後
　　　　（2）スルピリド（100mg）1錠　就寝前
　　　　　　プロチゾラム（0.25mg）1錠　就寝前

《1週間後》

「気分も良いし，頭も良くなったような気がする」「料理も積極的にするようになった」「今日から事務仕事を始めようと思っている」と話される。

《3週間後》

「順調です」「おしゃべりも普通に出来るし，仕事もぼちぼちしてい

る」と話される。

《6週間後》

息子さんより電話相談あり。日中の眠気が強く，職場でもコックリコックリしている。本人も午前中に眠気があると言い，車の運転が心配と言っているとの事。

ブロチゾラムを0.5錠に減量，それでも眠気が強ければスルピリドも半分にするようにアドバイスした。

2剤とも半量にした結果，以後眠気は少なく，居眠りも減った模様。

《3ヵ月後》

忙しい時は考えこんでしまう事もあるが，それなりに仕事も出来ている。

（眠気の方は大丈夫ですか？）「はい。眠気はありません。良く眠れるし，朝5時にはちゃんと起きています」

診療のポイント

高齢者で脳機能が低下すると，些細なつまずきから容易にパニック状態となり，「自分は呆けた。つまらん人間になった」と思い込み，自尊感情が低下する。このような患者に遭遇した場合は，決して認知症による症状ではなくパニックによる症状であると説明し，作業はゆっくりしたペースで行う事が肝心と説明する事が大切である。

抗認知症薬による脳機能の活性化を図るべきではなく，不安や過覚醒性不眠の治療を抗不安薬やスルピリド，アリピプラゾールなどのドパミン作動系薬物を使用し，鎮静的に治療する事がポイントである。

症例7　パニック障害から10年間昼夜逆転生活

　40歳代男性。実業高校卒業後，正社員として就労。20歳代でパニック障害となりバスやエレベーターに乗れなくなり退職。以後はアルバイトを転々とした。数年後アルコール依存症となり精神科病院で3回入院治療を受けた。30歳時幻聴出現し，再び精神病院で入院治療した。以後，就労はしていない。現在母親と二人暮らし。この10年はA病院で通院治療をしている。

　しかし，夜は眠れず，朝方より夕方にかけて眠る昼夜逆転状態であるため，入院治療を勧められ当院紹介となる。

初診時

　病歴を聴取していると「苦しくなった。顔から血の気が引く。喉も詰まった感じがする」と訴える。ヒステリー発作またはパニック発作と考えたが，まず直ちに苦痛を取る事が信頼関係の醸成に繋がると考え，抗不安薬ジアゼパム（10mg）の筋注を行うと間もなく楽になったと言い，笑顔を浮かべる。満床であったので入院予約とした。

　紹介医の処方は抗うつ薬2剤，抗不安薬2剤，睡眠導入剤4剤，気分安定薬2剤，抗精神病薬2剤，漢方薬など3剤，計15剤34錠3包／日と多剤併用処方であった。

治療経過
《5日後》

　急性期治療病棟開放ゾーンに入院。表情冴えず，「落ち込む」と訴え，軽度うつ状態。パニックからの発症であるのでパニック障害に対する薬物療法を主眼とし，パニック障害治療に用いる抗うつ薬を主剤に，抗不安薬，睡眠薬，さらに確実な睡眠が得られるように十分量のレボメプロマジンを処方した。

【処方】（1）フルボキサミン（25mg）1錠×3回　毎食後
　　　　　　クロナゼパム（0.5mg）1錠×3回　毎食後
　　　　（2）ニトラゼパム（10mg）1錠　就寝前
　　　　　　レボメプロマジン（25mg）1錠　就寝前

　以後，入院期間中処方変更は行わず。
　当日は「前夜は眠れた方で眠気はない」との事で，日中はホールでテレビを見たり，自室で過ごし，昼寝をする事はなかった。
　21時の消灯時は入床，22，23時は睡眠中。
　23時20分，目が覚めたとナースステーションを訪れ，睡眠導入剤ブロチゾラムを1錠服用し，以後入眠。
　午前3時，今目が覚めたとホールに出て来ており，看護師が声をかけると「いびきをかいていたでしょう？」と話しかける。その後再入眠して，翌朝4時覚醒。

《入院2日目》
　診察時に睡眠状態を尋ねたところ，「ナースの声かけに何回か目が覚めたが，家では全く眠れなかったので眠れた方です」と返答する。昼食後，昼寝を多少取る。他はホールで他患と談笑して過ごす。
　21時睡眠中。23時覚醒し，「もう大分眠ったから起きておく」と話す。イライラすると訴えるため，ブロチゾラムを服用して再入眠。
　24時，大いびきをかき睡眠中。以後覚醒せず，翌朝5時に覚醒する。

《入院3日目》
　この日以降は，夜中に覚醒しても頓服のブロチゾラムは服用せず再入眠出来，21時から翌朝5時まで安定した睡眠が取れるようになった。

《入院8日目》
　診察時「大分良くなりました。初めてOT活動に参加しました。良く眠れて嬉しいです。うつの方も70％位に回復していると思います」と

表情良く話される。

《入院 10 日目》

「元気になりました。ご飯もおいしいし，最低でも 5 時間は眠っています」と話す。

今後はデイケアに通所するように勧める。

《入院 15 日目》

「本も読めるし，もうほぼ 100％の状態。デイケアには隔日に行こうと思う」「そろそろ退院したい」と口にされる。

《入院 19 日目》

すっかり元気となり，「100％というか，90％までには回復した」と言う。気力も充実し，表情も引き締まった状態で退院。

《退院 1 週目》

規則的（隔日）にデイケア通所開始。

《退院 7 週目》

就労支援事業所「しおかぜ」体験利用を開始。

《退院 6 ヵ月目》

（如何ですか）「最近は眠り過ぎです」

（「しおかぜ」はどうですか）「食器洗いを午前中にしている。大分自信が出てきました。早くここに来れば良かったのに，それが悔やまれます」

診療のポイント

　昼夜逆転のため10年間引きこもり状態であったが，3週間足らずの入院治療により睡眠障害が改善した。

　退院後も睡眠覚醒リズムは保たれ，活動的となった。

　そのポイントはまず，（1）適切な薬物療法だった事があげられる。前医では睡眠導入剤計4種，5錠処方されていたが，本症例のような難治性の不眠ではレボメプロマジンやクエチアピンのような鎮静系抗精神病薬の十分量を夕食後または就寝前に処方する事が必要である。

　また，（2）入院により睡眠状況の正確なモニターと日中活動が充実した事，（3）退院後もデイケアや就労支援事業を組み合わせて継続的に生活リズムを整えた事により，活動的生活が送れるようになった（6ヵ月時点）。

症例8　診断困難で紹介された睡眠時初発の重度パニック障害

　40歳代男性。3ヵ月前に「体が横に揺れているように感じる事」があった。その10日後，朝出勤前に体がピクピク震えるので妻に押さえつけてもらったが10分位持続した。

　同様な発作が数日間持続したため，A心療内科クリニックを受診し，不随意運動として抗てんかん薬クロナゼパムが処方された。

　しかし，ふらつきが強いため，翌日，B総合病院"耳鼻科"，翌々日には同院"神経内科"を受診。神経内科では「部分てんかん」としてクロナゼパムは中止となり，抗てんかん薬カルバマゼピンが処方された。その後「心臓がドクンと打つ，食事が喉に詰まるように感じる」との症状で同院総合診療科受診。心電図，脳波，血液検査を行い，脳波は異常なく，軽度肝障害を認めたため，節酒のみ勧められた。同様の症状が続

くため，再度受診し，抗不安薬クロチアゼパムが開始されたが，症状は改善しなかった。その後，胸痛，動悸で同院"救急外来"受診。症状の改善がないため，大学病院受診を希望され，C大学病院"総合診療科"と"循環器内科"を紹介されたが，心臓疾患は否定的とされた（B総合病院総合診療科紹介状より）。

　半年前，兄が「突然死」しており，その心理的影響も考えられるとして，同院より当院紹介に至る。

初診時

　妻同伴で当院初診。顔色は青白く，表情に乏しい。朝方心臓がドクドクするので不安で，このところ2〜3時間しか眠っておらず，疲れ果てていると本人は話される。

　現病歴を改めて聴取し，以下の症状に着目した。

　「3ヵ月前の夜中，睡眠中に地震が起こったと思い覚醒した。3分位で収まり，地震情報を見たが，地震はなかった」

　それから10日後に「体がピクピク震える」発作が起こり，B心療内科クリニックを受診した。最近は，毎朝「胸がドクドクして締め付けられる」と話される。

　前医らでは，多彩な症状はそれぞれ個別疾患であると考え，診断と治療が行われたと思われた。

　筆者は初発症状を睡眠時に発症した睡眠時パニックと考え，上記「」内の一連の症状は，「死への恐怖感を想起させる情動反応としての精神身体症状」として一元的に理解出来ると考え，症状の全貌をパニック発作と診断した。「兄の突然死」というライフイベントを引き金にパニック障害が発症したものと推察した。

【処方】（1）クロナゼパム（0.5mg）1錠×2回　朝夕食後
　　　　（2）スルピリド（100mg）1錠　夕食後
　　　　　　　エスシタロプラム（10mg）1錠　夕食後
　　　　（3）ブロチゾラム（0.25mg）1錠　就寝前

　またパニック障害は決して「死に至る病ではない」と強調して説明し，詳細については症例5・参照2を参考にするように話した。

治療経過

《1週間後》

　「症状は全く変わらない。眠剤を飲んでも朝6時まで眠れなかった。不眠のまま，胸にドクンと来て，それから1〜2時間眠る」との事。しかし，初診時の青白い顔色とは異なり，血色は改善している。笑顔もみられる。

　「笑顔が出るね」と言うと，「元々笑いの絶えない人なんでね」と本人より軽口も出る。不眠は続くが不安症状は改善している。

　以後，不安により惹起された不眠（過覚醒状態）を改善する薬物療法を抗精神病薬やバルプロ酸ナトリウムを使用し強力に行う事により，徐々にパニック発作の頻度，強度は減じた。

《44日目》

　パニック障害に対するスルピリドの効果は無効と思えたが，より強力なドパミン作動薬の効果を期待してアリピプラゾールを追加して以下の処方とした。

【処方】（1）バルプロ酸ナトリウム（200mg）2錠×2回　朝夕食後
　　　　　　　クロナゼパム（1mg）1錠×2回　朝夕食後
　　　　（2）パロキセチン（20mg）2錠　夕食後
　　　　　　　クエチアピン（100mg）1錠　夕食後
　　　　　　　アリピプラゾール（6mg）1錠　夕食後
　　　　（3）ブロチゾラム（0.25mg）1錠　就寝前
　　　　　　　スボレキサント（20mg）1錠　就寝前

《45日目（入院初日）》

　パニック発作が完全消失しないため，環境調整が必要と提案し入院に至る。入院時は外来処方を継続した。

《入院2日目》

「胸がドクン」とするパニック発作が発現したが，以後パニック発作は完全に消失した（アリピプラゾール追加処方の効果もあると考えているが，今後の検討を要す）。

しかし高度の不眠が持続したため，スリープスキャンで睡眠状態を客観的に評価しつつ，最も有効な抗精神病薬を検討し，オランザピン，クエチアピン，ゾテピン，レボメプロマジンと変更していった結果，レボメプロマジンで自覚的にも他覚的にも睡眠良好となった。

《入院14日目》

初診から58日経過。処方は次の通り。

【処方】　（1）バルプロ酸ナトリウム（200mg）2錠×2回　朝夕食後
　　　　　　　　　クロナゼパム（1mg）1錠×2回　朝夕食後
　　　　　　（2）パロキセチン（20mg）2錠　夕食後
　　　　　　　　　レボメプロマジン（50mg）2錠　夕食後
　　　　　　　　　アリピプラゾール（6mg）1錠　夕食後
　　　　　　（3）ブロチゾラム（0.25mg）1錠　就寝前
　　　　　　　　　スボレキサント（20mg）1錠　就寝前

《入院26日目》

初診後70日経過。退院となる。

退院後の方針として，パニック発作完全消失（3〜6ヵ月程度経過）後，減薬を開始し，その後退薬を目指す事とした。

診療のポイント

　本症例は，数ヵ所の医療機関の複数診療科を受診し，診断・治療に難渋した症例である。

　筆者は「夜中に地震が起こったと思い覚醒した。3分位で治まり，地震情報を見たが，地震はなかった」と聴取した初発症状を睡眠時パニックと考え，続発する一連の症状は一元的にパニック障害の症状で

あると診断し治療を開始した。

　すなわち，一連の症状は個別疾患によるものではなく，「一過性，発作性現象」であると看破した事がポイントといえる。薬物療法においては，パニック障害の標準的治療（参照2）を行ったが，高度不眠が持続したため（不安による過覚醒状態），バルプロ酸ナトリウムや抗精神病薬を追加処方し，さらに入院による環境調整を行って症状の鎮静化を図った事もポイントであろう。

第**3**章
身体化障害関連

症例⑨　　孤立不安から生じた身体化障害

　80歳代女性。内科医院（かかりつけ医）にて気管支喘息，上室性期
外収縮（不整脈）にて加療中。咳がひどい，息苦しいなど多彩な症状を
訴えるため，かかりつけ医にて呼吸器内科専門医を紹介され受診した
が，基礎疾患の増悪や新たな疾患は認められなかった。

　長女が食事の面倒をみていたが，専門医受診後極度の食欲不振となっ
たため，精神的誘因によるものとしてかかりつけ医より抗うつ薬フルボ
キサミンが投与開始された。しかし食欲も喘息も改善せず，かかりつけ
医からの紹介で当院初診に至る。

診察状況

　本人は不安そうな表情で「息が吸い込めない。食物も飲み込めない。
喉が詰まった感じがする」と訴えられる。喘息の場合の呼吸困難は呼気
（吐く息）困難であり，「息が吸い込めない」というのとは異なる。「喉
が詰まった感じがする」というのは『ヒステリー球』を想起させた。問
診により，呼吸器専門医を受診した際「異常はない」と言われた事，ま
た「苦しいので入院したい」という本人の希望に対し，「入院するほど
重い病気ではない」と言われた事を本人は拒絶されたと感じ，それゆえ
に「食物も飲み込めない」「喉が詰まった感じがする」と不安増悪し，
ヒステリー反応により極度の食欲不振に至った事が推察された。

診断・治療

　呼吸困難，喉の詰まった感じは身体疾患の重症化によるものではな
く，『孤立不安に基づく身体化障害（ヒステリー）』と説明し，「重い病
気ではない」と言われた事を『拒絶』と感じた事で症状が増幅した可能
性があると話した。すると途端に本人の表情が明るくなった。

　孤立不安（呼吸器専門医から異常はないと言われて自分の病気は医師
から理解されないと思い孤立感出現）から生じた身体化障害と診断，抗

うつ薬フルボキサミンではなく，軽い抗不安薬であるオキサゾラムを処方し，かかりつけ医にその旨返信した。

診療のポイント

　本症例の場合，喘息の症状とは異なる吸気困難と古典的なヒステリーの器官選択の好発部位である喉頭部の詰まった感じはヒステリー球を想起させ，心因性を強く疑わせた。

　症状増悪につながるエピソードとそれに対する本人の気持ちを聞き出し，治療面接（受容・説明）により直ちに不安が消失した例である。身体医療で十分な説明をする事なく「異常なし」と診断する行為は，時に患者の不安を惹起し，ヒステリー反応を誘発させる。

症例10　突然発症する歩行障害と手の痛み

　60歳代女性。7年前に心筋梗塞，2年前に脳梗塞の既往があり，右片麻痺，右半身のしびれ，言葉が上手く発音出来なくなる構音障害が残り，現在は内科にて高血圧症などの治療中である。

　当初長男の在住する関西のケアハウスに入所していたが，転倒し大腿骨骨折したため入院した。退院後同地での施設入所を希望したが見つからず，遠く離れた出身地に一人帰省し新たなケアハウスに入所した。それから半年が経過した頃，右手の痛みや突然に起こる歩行障害が頻回にみられたため，精神疾患を疑われ，内科医より当院に紹介となる。

診察状況

　問診により突然の歩行障害は主に受診先の医療機関で起こる事が分かった。それも診察までの待ち時間が長い時に症状がよく起こる。通院はケアハウス職員が車で送迎してくれるが，本人が入所している現在の

ケアハウスは自立した高齢者を対象にした施設であり，その他はすべて自分自身で行う必要がある。

「地元に帰ったが，ケアハウスの生活は何から何まで自分でする必要があり，辛い」と本人は訴える。

「ご長男の近くの施設が良いのですか」とたずねると「そうしたい」と答えた。

診断・治療

症状発現に状況依存性がある。無意識の欲求不満（他者から援助を受けたいのにそうしてもらえない）から症状発現している心理機制が推察され，身体化障害（ヒステリー）と診断した。本人に必要なのは生活環境の見直しであり，それにより症状は軽減・消失すると判断，薬物治療は行わなかった。

内科医には以下の通り返信した。

『診断：ヒステリー。右手の痛み，突然に起こる歩行障害などは身体化障害（ヒステリー）によるものと診断致しました。現在の自立を強いられる生活環境になじめず，以前のように息子さんの近くでの生活を求めての症状形成（疾病利得）と思われます。この事についてご子息には説明しましたが，薄々，その事を御理解の様子でした』

診療のポイント

生活状況の詳細な問診により発症状況が分かり，無意識の欲求不満から症状発現するヒステリーと診断した。本人に対しては無意識の葛藤を言語化によって意識化してもらい（長男の近くの施設に入りたい），家族には本人の欲求不満に対する現実的な対応を考慮してもらうように促し，受け入れられた。無意識の葛藤を1回だけの問診により意識化出来，その葛藤処理は現実的な対処のみで解消出来た比較的稀な例である（参照3）。

ヒステリー（身体化障害）について

　無意識の抑圧された葛藤により身体化症状が発現する。

　精神分析療法（フロイト）によれば自由連想法により，無意識の葛藤を意識化する事で症状が解消される。多くの場合身体症状発現により，本人に何らかの病気になったメリット（疾病利得）が得られる。症例 10 は極めて素朴な性格の老年期の女性に発症した単純例である。1 回の診察場面で，「息子の近くに住みたい」という無意識の葛藤が突然の歩行障害を出現させていた事が推察され，現実的な対応策による葛藤の解消が可能であった。

　通常は無意識の抑圧された葛藤が何であるかを探りだすのは困難であるし，仮に葛藤が何であるかが分かったとしても，その葛藤を現実的に解消するのは極めて困難な場合が多い。

症例 11　老年期の食思不振症

　80 歳代女性。大腿骨頸部骨折で入院，退院後は介護老人保健施設（老健）に入所した。その 1 ヵ月後，食思不振にて施設医からの紹介で当院受診。

　紹介状の内容は以下の通り。

　『現病名・既往症：認知症，慢性気管支炎，右大腿骨頸部骨折術後，パーキンソン病。入院中から食思不振で，入所 1 ヵ月が経過した現在も食事を食べようとせず，水分摂取も少ない。神経内科からの薬の副作用も考慮したが，受診した結果それは考えにくいとの事。腹部症状なし』

　薬は，抗パーキンソン薬ネオドパストン®，鎮咳薬（咳止め）デキストロメトルファン，骨粗鬆症治療薬，健胃薬メトクロプラミド，緩下剤，睡眠薬など 9 種類，1 日 23 錠が処方されていた。

初診時

（如何ですか）「まあ普通です」
（食欲がありませんか）「ないほどではないです」
（眠れますか）「まあまあね」

　かすれるような小さな声で極めてゆっくり途切れ途切れに返答される様子から精神エネルギーの低下が窺えた。診察場面の表情からは強い不安感が読み取れた。
　「不安そうにしておられますね」と同行の妹さんに問うと，「このところそうなんです」との事であった。また「姉には昔助けてもらった恩があるので，しっかり食べて是非長生きしてもらいたいのです」と訴えられた。その表情からは姉を気遣う妹さんの必死の様子が窺われた。
　本人に飲み込みについて聞くと，「やっぱり難しい」と言われるので，湯飲みでお茶を飲んでもらったところ，ゆっくりではあるが飲む事は出来て，嚥下障害はない。パーキンソン症状も認めない。
　さらに，詳細な問診を続けた結果，「しっかり食べるようにと強いられる事」「大勢の中で食べる事」がとても苦痛との返答が得られた。

診断・治療

　私はお二人に，食が細い人は食べるように強要される事を苦痛と感じ反って食欲をそぐ場合がある事，人の寿命は永遠ではなく古代ローマでは死期を悟った人は食を断って死んで逝った逸話などを話した（参照4）。
　「食べるように強要されるプレッシャーで辛い気持ちで生きるより，プレッシャーから解放され気持ちを楽に持って生きられる方が幸せではないでしょうか」
　私がそう言うと，お二人はとても納得された様子であった。
　問診終了後には本人の不安表情が消失し，笑顔もみられるようになった。妹さんからも「こんな笑顔は久しぶりに見た」という言葉が出た。

不安状態と診断し，クロナゼパム（0.5mg）1 錠（朝），スルピリド（50mg）1 錠（夕）を処方した。施設医には以下の通り返信した。

『診断：不安状態。ご家族同伴で受診されました。非常に不安そうな表情をしておられ，よく話を伺ったところ，（1）食べるように強いられるのが苦痛，（2）大勢の中で食べるのが苦痛との事で，問診終了後には笑顔がみられ，こんな笑顔は久しぶりに見たとご家族がおっしゃっていました。

パーキンソン病との事ですが，finger tremor（手指振戦），rigidity（筋強剛）とも認められません。運動障害は現状では問題ないと思えますので，可能であれば，ネオドパストン®，メトクロプラミド，デキストロメトルファンは一旦中止して頂き，クロナゼパム（0.5mg）1 錠／朝，スルピリド（50mg）1 錠／夕で，しばらく経過を見て頂けませんか。以上の事に関してはご家族に詳しく説明しておきました』

診療のポイント

食欲を圧倒する大量薬物を減量し，強力な抗不安薬のクロナゼパムと抗うつ作用・食欲増進作用もあるスルピリドを少量処方した。今回の症例は，本人の食べづらさの原因を家族が理解され，食べるように強要されるプレッシャーからの解放が何よりの良薬となったのではなかろうか。

参照 4

食事無理強いせず平穏死を
〜「もう一口」が誤嚥，胃ろうに〜

石飛幸三医師（東京）島根県の飯南町講演
（平成 23 年 12 月 5 日：山陰中央新報より）

食事を無理に補給せずに静かに逝く「平穏死」をテーマに，東京・世田谷の特別養護老人ホーム芦花ホームに勤務する石飛幸三医師（76）の講演会（飯南町生きがい村推進センター主催）が島根県飯南町であった。『「平穏死」

のすすめ』の著者でもある石飛医師は「体が受け付けないのに無理に入れると，本人を苦しめる」と訴えた。講演要旨を紹介する。（生活文化部・桝井映志）

　わたしはかつて外科医として病院に勤め，「人は生きなきゃならない。医学は生き続けさせることだ」と，それだけ考えてきた。2005年12月に芦花ホームの配置医になり，そこで起きていることを見て，驚いた。入所者は平均年齢90歳，認知症の人が9割を占める。怒鳴ったり，ひっかいたりする人の機嫌をとって，介護士が食事の介助をしていた。よく食べて元気でいてほしいと，真面目に食べさせようとする。「三食完食させるのが介護士の腕だ」と妙な思いを持つ人もいた。

　体が衰えているのに，「もう一口」という思いがあだになり，食べ物が間違って肺に入ることによる「誤嚥性肺炎」がよく起きていた。病院で肺炎は治せるが，反射の衰えた脳の状態は戻らず，誤嚥は治せない。体外から管で胃に栄養を送る「胃ろう」を付けるということの繰り返しだった。そもそも，なぜ誤嚥性肺炎が起きるのか。そこを押さえることが大事。

　そう考える一つのきっかけになったのは，ある女性入所者のケース。夫が胃瘻造設に反対し，「自分が責任を持って食べさせる」と言って，病院からホームに連れ帰った。女性は一日わずか600キロカロリーのゼリー食で1年半，生きた。最後は何も食べなくなり，眠って10日後に息を引き取った。

　たんの吸引の必要がない，静かな亡くなり方。口を湿らせる程度で，水も飲んでいないのに，おむつにおしっこが出ていた。「これが人間の死に方なんだ」と驚いた。生かし続けないといけないという観点からすると，脱水にならないよう，水分を補給する。すると，むくんでくる。痰が出て，吸引しないといけなくなる。よかれと思ってすることで，苦しめているのではないか。

　日に日に様子を見て，体が受け付けなくなったら，食事の量を調節するようになり，芦花ホームでは誤嚥性肺炎が減った。今は枯れるように逝く方が大半。「一日でも長く生きて」という家族の思いは大事にしなきゃいけないが，平穏死をちゃんと受け入れられれば，胃瘻を造らなくて済む。

症例12　各科で身体疾患と誤診された身体化障害

　30歳代女性。数年前，不眠・不安症状で心療内科を受診し2年間治療をした事がある。

　最近仕事が多忙であったが，1週間ほど休みをとった。ところが，出勤日の朝，回転性の眩暈で立てないため2日間家で寝込んだ。何とか起き上がれるようになったので耳鼻科を受診したところ，メニエール病として薬が処方された。脳由来の症状の疑いもあり，総合病院脳神経外科へ紹介となる。また，「光が眩しく字の読み書きが困難で，スマートフォンや運転も出来ない」ため，眼科を受診した。視力に問題はなく，ドライアイとして点眼薬を処方された。眩暈で寝込んで以来，恐怖感があり，前述の心療内科を受診したところ，抗うつ薬など以前と同様の薬物が処方された。発病以来20日経つが，身体症状も一向に改善せず，不安・恐怖感も軽減しないため，当院受診に至る。

初診時

　「仕事以外にストレスがありますか？」と聞いたところ，「ある」と答えられたため，家庭問題が原因であろうと推察し，それについて尋ねた。本人は，それまで抱えていた様々な葛藤を堰を切ったように語り始めた。筆者はそれをじっと傾聴した。多彩な心身の症状と聴取した内容から，葛藤エネルギーがマグマのように噴出して身体症状に転換した「身体化障害」と診断した。

　本人には「葛藤を全部吐き出された様子なので，その事だけで楽になられると思うが，抗ストレス効果のある薬物を処方するので，1週間後に再受診されるように」と指示した。

【処方】（1）オキサゾラム（10mg）1錠×2　朝夕食後
　　　　（2）スルピリド（100mg）1錠　就寝前
　　　　　　　プロチゾラム（0.25mg）1錠　就寝前

治療経過

《翌日》

「すっかり楽になったので,お礼を言いに来た。ただもう少し眠れるようにして欲しい」と言われるため,以下追加処方とした。

【処方】 ラメルテオン(8mg)1錠 就寝前

《1週間後》

目も次第に良くなり,車の運転もスマートフォンの操作も出来るようになった。葛藤の原因は,簡単には解決しないものの症状はほとんど消失している。

(現在,どんな症状が残っていて困りますか?)「追加薬で良く眠れるようになったので,2日前からブロチゾラムを半錠にしたがよく眠れている。ただ,時々不安になります」

服薬は継続されるように話し,ブロチゾラムを減量した。

【処方】 (1) オキサゾラム(10mg)1錠×2回 朝夕食後
　　　　 (2) スルピリド(100mg)1錠 就寝前
　　　　　　 ブロチゾラム(0.25mg)0.5錠 就寝前
　　　　　　 ラメルテオン(8mg)1錠 就寝前

診療のポイント

起きあがる事が不可能なほどの眩暈で発症し,多彩な症状のために各科を転々と受診したケースである。難治であった精神・身体症状を,1回の面接で「身体化障害」と診断し,葛藤を吐き出さす精神療法により1週間でほぼ完治した。早期回復が図られた要因として,以下4点をあげる事が出来よう。

①初診面接の経過の中で,家庭問題が葛藤の主因であると看破し,じっくり時間をかけて話を聞いた事。

②葛藤を自由に語らせ,意識化させ,抑圧されていた葛藤を解放した事。

③葛藤が身体症状に転換する事を理解させ，納得させた事。

④薬物療法が適切であった事。

症例13　ストレス誘発性過眠症と身体化障害

　20歳代女性。県外の医療事務専門学校（2年制）を経て，診療情報管理士コース（1年制）に進み，そこを卒業後は同県の80床規模の病院に就職し，現在2年目。

　1年目は診療情報管理士の試験に不合格だったが，2年目の3月には試験に合格し，4月より同病院では唯一人の診療情報管理士として周囲の期待が大きくなり，プレッシャーを感じる。実務はベテランスタッフの指導がないと不可能であり，先輩から細かい教育的指導・指摘が頻回に入り，ストレスであった。

　本年5月になり他部署から急に多くの質問が寄せられるようになった。ある時，質問に対して「答えは頭では分かってはいるが，どう返答して良いか分からなくなり」，返答に窮した。以後，喉が詰まったような感じが生じた。

　そのような状態が続くうちに，8〜9時間眠っても疲れた感じが残り，出勤しても9時頃から眠気に襲われる。以後四六時中眠気があり，頭が働かず，能率がガクンと落ちた。

　心療内科を受診したところ，ストレスが原因と言われ，抗うつ薬と抗不安薬が処方されたが一向に改善しないため，帰省し当院初診に至る。

初診時

　生活歴・病歴の詳細につき本人が記述した書面を持参して受診。

　症状について最も困る順に列挙するように言うと，以下の通りであった。

　（1）過眠・日中の眠気

(2) 眩暈・頭痛

(3) 食直後の腹痛

(4) 喉のつかえた感じ

　本人の生活歴・病歴及び症状を総合的に勘案すると，仕事ストレスによる「ストレス関連身体表現性障害」であろうと診断した。親元で静養すれば服薬なしでも自然治癒するとも考えて，1ヵ月間休業加療するように勧め診断書を作成した。しかし，ストレスにより睡眠障害が惹起されている可能性も考えて，スリープスキャンを服薬なしの状態で実施してもらう事にし，次回の診察を予約とした。

治療経過

《6日目》

　家でも職場と同様何時間寝ても眠気が残り，日中も眠いため，昼寝をしていたと報告する。また身体症状も改善はないと言う。

　20歳代前半者の睡眠パターンとしては極めて異例に睡眠の質が悪く，単なる過労による過眠症ではなく，ストレス性に過覚醒が生じ，睡眠障害が生じている事が窺われた。

	得点	睡眠時間	睡眠タイプ
1日目	32	9時間28分	長時間睡眠タイプ
2日目	44	6時間55分	覚醒過多タイプ
3日目	21	9時間0分	覚醒過多タイプ
4日目	22	7時間45分	浅睡眠タイプ

　このため，次の通り処方した。

【処方】プロチゾラム（0.25mg）1錠　就寝前
　　　　ラメルテオン（8mg）1錠　就寝前
　　　　スルピリド（100mg）1錠　就寝前

《10日目》

　熟眠感のある睡眠になった。しかし起きてもなお眠くて，頭が働かず，まだ何時間でも眠れる気がする。母親が階下でゴソゴソすると，

ハッとして覚醒する。疲れが残っている。初診時の「眩暈，頭痛，腹痛，喉のつかえ」は全て消失したが，日中の眠気は3分の1位は残っている感じがすると言う。

スリープスキャンデータは著明改善したが，なおストレスの影響を反映したスリープパターンである事を示していた。

	得点	睡眠時間	睡眠タイプ
1日目	85	7時間11分	標準睡眠タイプ
2日目	31	7時間37分	長時間睡眠タイプ
3日目	51	7時間9分	周期不調タイプ
4日目	52	5時間8分	覚醒過多タイプ
5日目	63	8時間33分	覚醒過多タイプ

日中は朝食を9〜10時に食べて，テレビを見て疲れて昼寝している。初診時の過労度を100％とすると，現在の過労度は40％位。食欲も出て，過食傾向。甘いものも食べたいし，塩気も欲しいと言う。ストレスからの回復過程にあると考え，継続処方とした。

正常睡眠周期への同調を促すため，日中必ず1回は日光・外気に当たるようにと指示しておいた。

《16日目》

疲労度50％。薬を3日分飲み忘れていた。身体症状はないが，仕事に行けるかどうか不安と訴える。

抗不安薬を追加処方した。

【処方】（1）オキサゾラム（10mg）1錠×2回　朝夕食後
　　　　（2）ブロチゾラム（0.25mg）1錠　就寝前
　　　　　　ラメルテオン（8mg）1錠　就寝前
　　　　　　スルピリド（100mg）1錠　就寝前

《27日目》

元気になった。オキサゾラムで不安は取れた。疲労度は20％位。日中の眠気はあるが，耐えられる。

1ヵ月間の休職を終え，3日後から出勤すると言う。

《出勤開始1ヵ月後》

　毎日休まずに出勤している。先輩に理解してもらえ，サポートしてもらっている。日中の眠気は，眠い時とそうでない時がある。疲労度は20〜30%，週の真ん中が辛い。始業が8時と8時半の勤務が半々ある。早い勤務の方が辛い。睡眠の質は良くなったと思う。身体症状はなく，帰宅後もちゃんと食事をしている。仕事は続けられると思うが，「何で生きるのかとの思いはずっとあり，韓国のエッセイを読んで色々考えている」と話す。

診療のポイント

　初診時に診断したようにストレス関連身体表現性障害である事は間違いないとしても，本症例の特色は本人自己申告のように睡眠障害であるので，スリープスキャンを用いて睡眠障害に的を絞った診断・治療を行った。スリープスキャンデータより，単なる過労性過眠症であれば服薬なしでも自宅静養すれば良質な睡眠が得られるはずであるが（症例51参照），本症例では自宅安静のみでは睡眠障害の改善は認められなかった。

　ストレス誘発性過覚醒状態が本症例の本質的な病態であるとスリープスキャンデータから読み取り，薬物療法の選択に関してベンゾジアゼピン系の睡眠導入剤のみを処方するのではなく（症例51参照），過覚醒状態の是正をスルピリド処方により，さらに睡眠周期を正常同期させるために，メラトニン作動薬ラメルテオンの2剤を併用処方した事が治療成功のポイントと言えよう。

第4章

気分障害関連

症例14　過重労働によるうつ

　40歳代男性。教員。新年度転勤になり前任地以上に多忙となる。半年後，朝目覚めたものの体が石のように重く全く動かず，絞り出す気力もない状態で出勤不能となった。翌日さらに症状は強くなり，妻同伴で当院受診。

初診時

　活気のない表情で，抑うつ気分，早朝覚醒があった。身体的には，数ヵ月前から頭痛，動悸が顕著であった。「家庭などに特に問題はなく，ストレスは職場だけ」と言われる。

　うつ病と診断し，10日間の休養を要するとの診断書を書き，抗不安薬，抗うつ薬，睡眠薬を処方した。

【処方】（1）オキサゾラム（10mg）1錠×2回　朝夕食後
　　　　（2）スルピリド（100mg）1錠　就寝前
　　　　　　パロキセチン（20mg）1錠　就寝前
　　　　　　ブロチゾラム（0.25mg）1錠　就寝前

　また，当面毎週受診して頂く事にした。

治療経過

《1週後》

　休んでいるので体は楽だが，抑うつ気分は不変。仕事の事が気になる。夜間7時間は眠れるようになった。朝起きてまた眠っているとの事。頭痛は少し楽になった。動悸は減ったがまだある。

　業務に耐えられる程には気力・体力が回復していないため，引き続き2ヵ月間の休業加療を要するとの診断書を書いた。

《2週後》

　石のように重い感じは幾分楽になったが，何もせず家で寝ている事が

多い。頭痛や動悸はなくなった。

　（こんなになるまで疲れていたと思われますか？）「そうですね……」

　自身の置かれていた状態を冷静に振り返る事が出来る余裕が出てきた。

《3 週後》

　家の掃除などが出来るようになった。食欲も出て来た。今は病前の 50％位の状態と自己判定。同日，抗うつ薬パロキセチンを増量し，30mg とした。

《4 週後》

　軽い体操などしている。買い物にも行っている。職場に復帰出来るか否かという不安がある。

　（本も読めますか？）「読めるようになりました」

《5 週後》

　あまり変わりない。気分は悪くはないが，体が動かない。意欲が出ない。良く眠ってしまう。夜 7 時間，昼 2 〜 3 時間眠っている。睡眠薬は不要と言われるため，ブロチゾラムは除去し，パロキセチンを 40mg に増量する。

《6 週後》

　まずまずの調子。朝は 6 時半に起きて，朝食を食べてまた眠っている。今は 70％位の状態。意欲が湧かない。

《8 週後》

　学校の様子を見に行こうと思ったが結局行けなかった。仕事の事など考えると気分が滅入る。薬物療法のみでは限界があると考え，SST（参照 5）を勧め，翌日から SST に参加する事になる。

　職場復帰が10日後に迫っていたが，病状の回復は十分でなく，再度休業延長の診断書を提出とした。

SST

　SST は social skills training の略で，「生活技能訓練」と訳されている。認知行動療法の一種で，1970年代アメリカのリバーマン教授らによって開発された。ストレスによって精神症状の悪化を起こしがちな統合失調症患者らに対人的な対処能力を習得させ，ストレス耐性を高めるためのトレーニングである。当院では1991年からSSTに取り組み，現在は各病棟やデイケアでも行っている。症例14や症例18の参加された外来SSTは毎週1回木曜日午前中に開催され，外来患者と急性期治療病棟入院患者が対象である。スタッフとして医師2〜3名，作業療法士（OT）1〜2名，精神保健福祉士（PSW）1名が常時参加している。全国組織としてSST普及協会がありSSTの普及に努めているが，大学附属病院や総合病院の精神科を含め，未だSSTを導入していない精神科医療施設は多い。

《10週後》
　買い物に行ったり，子供とバトミントンなどをしたりして過ごした。しかしすぐ疲れる。
　（勤務出来そうですか？）「もうちょっとです」

《12週後》
　学校に行ってみたら，書類が溜まっているのを見て愕然とした。それ以来，吐き気が続いている。頭がクラクラする。将来の方向性について家族，職場と相談し，復職に関してはっきり決められるようにアドバイスした。

《14 週後》

上司に復職について相談し，新年度から復職プログラムに参加し，6月からの職場復帰を考えている。これ以後2週間毎の通院とした。

《18 週後》

柔道療法を勧め（参照6），以後毎週1回柔道療法に参加される。SSTも休まれる事なく継続参加しておられる。

柔道療法

　当院の柔道療法は，柔道のエッセンスのみを取り出した1時間以内で終了する楽しい柔道教室で，性別・体格・疾患・柔道経験を問わず，患者・職員が入り混じって楽しむクラブ活動である。モットーは「勝負に拘らず，自然体で楽しい柔道」で，厳しい修練の場ではない。筆者の行っている柔道療法は，柔道着を着用し組み合う事で直接相手の，気力，体力，技術レベルを感じられるユニークなリハビリテーション技法と考えている。

　教室の流れとルールを簡単に紹介する。
　柔道着に着替え，十分な準備体操と受け身を行う。一組が道場中央で自然体で組み合い（競技柔道のように組手争いはせず最初から組み合う），体捌きを習得しつつ，自由に技を繰り出し攻防を行う（乱取り）。その際，他のメンバーは観戦者にまわる。指導者とメンバー，メンバー同士など組み合わせを変えながら順次乱取りを行う。
　技が決まれば無理に防ごうとはせず投げられ受け身をする。敢闘したり，美技が決まればメンバーから自然に拍手が湧き起こる（共感的雰囲気）。
　相手を投げ倒した時の『快感』，逆に相手から鮮やかに投げられても，やられたと思いつつも『爽快感』を感じられるのが柔道療法の特色である。
　柔道未経験者には，柔道着の帯を利用し，「前後左右に引いたり，緩めたりして相手の体勢を崩す」柔道の基本動作をゲーム感覚で体験してもらう。初心者でも1〜2回参加すると技が掛けられるようになる。未熟でも技が掛けられるようになれば，指導者である筆者が投げられ，「人を投げ倒す柔道

の快感」を初期から味わえるようなプログラムにしている。

　1回の乱取りは通常の柔道では4〜5分間行われるが，当院柔道療法では1〜3分間で双方の状態を観察して指導者が「止め」と言った時点で中止となる。乱取りによる「負荷が掛かり過ぎ」と思われる場合は脈拍を測定し，本人に頑張り過ぎの状態である事をフィードバックする。

　このようなソフトな柔道療法であるが，うつ病や統合失調症の有効なリハビリテーションとして当院では認知されている。

　柔道療法の奏効機序としては，(1) 柔道は頭（前頭葉）ではなく錐体外路系（ドパミン系）を賦活する，(2) 闘争により気力（ドパミン系）が湧く，(3) 美技を褒める事により報酬系（ドパミン系）が賦活される，と推察している。

《24週後》

職場の復職プログラム開始。定期的受診と週1回の柔道療法継続。

《8ヵ月後》

2ヵ月間の復職プログラムを終え，正式に復職した。

《1年5ヵ月後》

ずっと順調で薬は3日に1回位飲んでいる。

【最終処方】　(1) オキサゾラム（10mg）1錠×2回　朝夕食後
　　　　　　　(2) パロキセチン（20mg）1錠　就寝前

　治療終結とし，残っている薬はそのまま保管し，今後不調となれば直ちに服薬開始し受診されるようにアドバイスした。

　復職後は1日も欠勤する事なく，これ以後2年半再発はない。

診療のポイント

　受診の数ヵ月前から頭痛，動悸など身体症状を主症状に発症したうつ病である。思考運動制止が出現して休まざるを得なかった翌日に受

診し，速やかに治療が開始されため短期間で復職が可能と予想した。しかし，学校の労働過重への心理的抵抗は極めて強く，約半年間の休業を余儀なくされた。薬物療法だけでなく，リハビリプログラム（SSTや柔道療法）を取り入れる事で復職への決意が得られたと思われる。

　この症例は超早期に治療導入され，薬物離脱後のフォローアップも2年半行えたので，過労うつの典型例として提示した。頭痛，動悸などの身体症状は抗不安薬のオキサゾラム，過覚醒状態（早朝覚醒）はスルピリドやブロチゾラムで治療した。過覚醒消失後は過眠状態，意欲低下状態に陥った（参照7）。

　それにしても教育現場の労働過重と心理的負担は過酷であり，今やうつ病は教員の職業病とさえ言える状況にある。

参照7

覚醒水準とうつ病の薬物療法

　精神疾患の病状を見極める時，覚醒水準という概念を用いると理解しやすい。覚醒水準とは，脳の活動状態（活発さ）を表し，脳の過度の興奮状態を過覚醒と呼ぶ。一般的に哺乳類では覚醒水準の高まりにより行動は活発となるが，覚醒水準が高過ぎると逆に行動出来なくなり（すくむ），あまりにも刺激が強すぎるとショック死する。

　統合失調症の病態は本質的に脳の興奮（過覚醒）で，統合失調症の致死性緊張病と言われる病態は過覚醒が死をもたらす状態と考えられる。躁うつ病（双極性障害）の躁状態では活動性が亢進しており覚醒水準が高くなっている事は容易に理解出来るであろう。

　図1に統合失調症と躁うつ病（躁状態）における覚醒水準と活動遂行力の関係を示す。

　ここでいう活動遂行力とは，物事を考え行動するなどいわゆる生活を営む力である。人は覚醒水準が下がる事で睡眠（休息）をとり，覚醒水準が適度に上がる事で日々の生活を営んでいる。

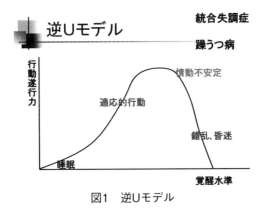

図1 逆Uモデル

しかし，統合失調症では，脳が過度な興奮を起こす事で逆に活動遂行力が低下し無言・無動の昏迷状態となる。これら一連の関係は刺激-反応逆U字曲線（逆Uモデル）として知られている。躁うつ病の躁状態では活動性は高い状態に留まり，昏迷を起こす事はない。

うつ病の場合はどうであろうか。うつ病は覚醒水準が低下していると思われがちであるが，低覚醒のうつから過覚醒状態のうつまでその病態は様々で，その見極めと抗精神病薬を如何に適切に使うかが治療のポイントとなる。

様々な病態がなぜ表出するのか。これらを説明するための私見を図2に示した。

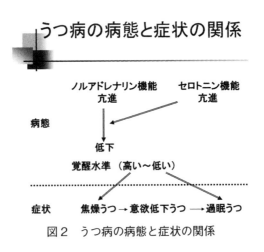

図2 うつ病の病態と症状の関係

　ストレス状況下では行動に関するアクセルであるカテコールアミン（主に
ノルアドレナリン）もブレーキであるセロトニンも初期には同時に放出され
ると考える。つまりうつ病の初期ではエンジンを噴かし，ブレーキは踏んだ
ような状態と言えよう。このため焦燥うつや，拒絶や妄想など精神病像を伴
ううつ病となり，アクセルを噴かした状態を遮断するために抗精神病薬の投
与が必要となる。しかし，時間の経過とともにセロトニンのブレーキ作用が
働きエンジン出力の低下が起こり意欲低下うつ，過眠うつとなると考えられ
る。うつ病性昏迷は急ブレーキを踏んでエンジンストップしたような低覚醒
状態によるものと考えている。その病態ではカテコールアミンの遮断薬であ
る抗精神病薬は使用すべきではない。

症例 15　過重労働による軽症うつ

　40 歳代男性。大卒事務系職員。この 10 年間月平均 100 時間の残業を
している。最近不眠で食欲がなく，笑顔もみられない。保健師で精神科
知識を持つ妻がうつ病を疑い当院初診に至る。

初診時

　ほぼ普通に会話は可能であるが，妻と医師が問答している間本人はう
つむき，沈うつな表情となる。妻によればワーカホリックで休日でも妻
に悟られないように早朝家を抜け出し，少なくとも半日は仕事をすると
の事。
　問診の結果，以前に比べると思考力が鈍り，仕事がさばけないと本人
は感じている。睡眠は熟眠感なく浅い。本人から抑うつ気分の訴えはな
い。
　うつ病の前駆状態であり，今休養を取り，生活習慣を改めないと本
当にうつ病に移行し，長期の休業を強いられるようになると説明した。
「少しでも休むとキャリアに影響する」としぶる本人を今休む事が大事

と妻と一緒に説得し，短期間の休養をとる事を了解された。『抑うつ状態であり，10日間の休業加療を要する』との診断書を作成し，安定薬と睡眠薬を次の通り処方した。

【処方】　（1）オキサゾラム（10mg）1錠×2回　朝夕食後
　　　　　（2）スルピリド（100mg）1錠　就寝前
　　　　　　　　ブロチゾラム（0.25mg）1錠　就寝前

以後，処方変更なし。

治療経過

《1週間後》

「十分休養した」「こんなに休むのは久しぶり」「ほぼ病前の状態になった」と言われる。

ライフスタイルの改善点についてアドバイスしておく。

その後予定通り，10日間の休業で復職する。

《3週間後》

（調子はどうですか）「頭の働きは大丈夫です。次々仕事が来るので焦りがあります」

（休日は）「やはり出勤してしまいます。性分かなと思います」

（運動は）「ジョギングを週末にしています」

（残業は）「9時には止めるようにしています。夕方甘いものを食べます。食欲も出てきました」

《50日後》

（如何ですか）「大丈夫です。最近は良いです」

（残業は）「最近はまた遅くまでしています。来週から長期研修に行くので周囲に迷惑をかけてはいけないと思いまして」

（頭の働きは）「思うように出来ないと焦りが出て，自分を責めてしまいます」

《3ヵ月後》

（どうですか）「長期研修から帰って翌日から仕事をしました」

（頭の働きは）「研修から本来の仕事に戻って，ちょっと仕事に慣れなくて戸惑います」

（休みは取っていますか）「一応取っています」

《5ヵ月後》

薬がなくなったと受診。調子がよかったため自分で調節して服薬していたとの事。

（頭の働きは）「一応対応は出来ていると思います」

（眠りは）「熟眠感がありません。それと寝汗を掻きます」

（残業は）「どうしても土曜日か日曜日に半日は仕事に出てしまいます」

《6ヵ月後》

2週間前に部署変えになって負担が減り，随分楽になった。仕事が計画的に出来るので休日出勤はしていない。寝汗も掻かない。服薬は全くしていないが，自然に夜8〜9時には眠気が来る。それでうつらうつらして11時に入床し，グッスリ眠れると言う。

不眠が解消し，表情からも活力の充実が認められた。治癒と判定し治療終結とした。

診療のポイント

笠原嘉氏（名古屋大学名誉教授）によれば軽症うつとは「第三者に分からない程度」の症状と規定されている。

この症例の場合，職場では症状は顕在化しなかったものの，妻が「不眠，食欲低下，笑顔が少ない」などの軽微な症状からうつ病を疑い受診に結び付けた事が，うつ病の発症・重症化を防ぎ，早期治癒に至った。本人の異変を近親者が早期に気づき受診を促す事が，うつ病

を重症化させないポイントと言えよう。

症例16　さまざまなうつ（Ⅰ）／抑うつ妄想状態

　50歳代男性。医療従事者。当院初診の3ヵ月前から，つま先がしびれたり，飛蚊症が出たりして気にしていた。1ヵ月前からは梅毒の検査が陽性だったと言い張り，体調不良で内科医院受診。10日前からは仕事を休んでいる。

　妻同伴で内科医の紹介状を持参され初診に至る。

　紹介状の要約は次の通り。

　『診断：心気症。高血圧，脂質代謝異常症で通院加療中の方です。1年前から積極的にダイエットするようになり，3ヵ月で10kgの体重減となっています。妻によれば，この1ヵ月間，夫の性格が変わってしまったようだと言われます。「自分は重病でもうすぐ死ぬだろう。脳梅毒で神経もおかされている。肝硬変にもなっていて黄疸も出ている。食欲もなく，やせて癌で死んで行く」と訴えられます。ワッセルマン氏反応（梅毒の血清学的診断法）陰性。腫瘍マーカーや血液生化学検査では脂質以外はすべて正常です。また便通にこだわり強く，「便が出なくて腸閉塞になってしまう」などと訴え，明らかな心気症の訴えを認めます』

初診時

　妻によると2週間前から数日ほとんど喋らず沈み込んでいた。その後，自分は不治の病に罹ったと言い多弁となった。仕事は極めて多忙で，上司との関係にも悩みを抱えていた。実父と義父を相次いで病気で亡くした事も関係があると思うと話された。

　（眠りはどうですか）「何回も夜中に目が覚めます」

　（気分はどうです）「沈みます」

（主に何時沈みますか）「ずっと沈んだままです」

（どうして梅毒と思うのですか）「自分で膝を叩き，こうして腱反射が亢進しているのでそう思います」

不安・抑うつ気分を呈していた。足を投げ出し，だらりと椅子に座った姿は本人の職業からは似つかわしくなく，態度の崩れが印象的であった。

神経学的所見

下肢腱反射亢進あり。右 ankle clonus（足間代性けいれん）+−

上記より上位中枢神経系の脱抑制が想定されたため，CT 検査を行ったが，異常なく，状態像としては抑うつ妄想状態であるため，うつ病と診断し抗うつ薬と抗精神病薬を処方した。

【処方】（1）フルボキサミン（50mg）1 錠× 2 回　朝夕食後
　　　　（2）オランザピン（5mg）1 錠　就寝前

また，「うつ病により 2 ヵ月間の休業加療を要する」との診断書を書いた。

治療経過

《3 日後》

（脳梅毒と思っておられますか）「分からんです」

（死ぬような病気と思われますか）「妻が支えてくれているので……」

初診時とは別人のように，礼節も保たれ，穏やかになられている。

しかし，下肢腱反射に左右差を認めるため，神経内科受診を勧めるが，もう少し様子をみたいと思うとご夫婦共に言われる。

このためクロイツフェルト・ヤコブ病を疑い当院で脳波検査を行ったが，異常は認めなかった。

《2 週間後》

（如何ですか）「朝，皆が出かけると寂しい」

（脳梅毒はどうですか？）「今は忘れています。朝が眠い。午後になればすっきりします」

（気分はどうですか）「朝が落ち込む。犬を連れ散歩をしています」

《4週間後》

（如何ですか）「テレビも見られるし，新聞も読めます」

（梅毒はどう）「今のところ考えてないです」

（仕事はどうなりましたか）「診断書が2ヵ月なのでそれまで休み，出勤しようと思います」

（精神的な病気と思いますか）「自分でも精神的にあんなになるのかと思いびっくりしています」

落ち着かれているため，オランザピンを2.5mgに減量する。

以後病状は安定。2ヵ月間休業ののち復職し，直ちに通常業務に就かれた。

《4ヵ月後》

全く問題なく仕事は可能であり，「以前の心配は，我ながら馬鹿みたいだった」と話されるため，フルボキサミンを半量に減量した。

《5ヵ月後》

順調であるため，さらに減量処方した。

【処方】　フルボキサミン（25mg）1錠　就寝前
　　　　　オランザピン（2.5mg）1錠　就寝前

《6ヵ月後》

フルボキサミンを中止しオランザピン単剤とした。

《9ヵ月後》

オランザピンの副作用と思われる血糖値上昇が認められたため，オラ

ンザピンをスルピリド（200mg）に変更。

《10 ヵ月後》

食欲が出て肥えてきたと言われるため，スルピリドを 100mg に減量。

《11 ヵ月後》

順調で良く眠れるとの事であり，スルピリドを 50mg に減量。

《12 ヵ月後》

スルピリドを隔日投与とする。

《13 ヵ月後》

普通に仕事が出来る。治療終結とした。

診療のポイント

　さしたる心因も見出せない医療従事者が，激しい心気妄想を伴ううつ病を発症した。初診時若干の神経学的異常所見が認められたため，抑うつ・不安などの精神症状で始まるクロイツフェルト・ヤコブ病などの神経変性疾患も疑われたが，精神科的には抑うつを基盤とする妄想状態であり，抗うつ薬と抗精神病薬の併用療法を行った。短期間に劇的改善が認められ，復職後も症状の再燃はないため計画的減薬を行った。減薬にあたっては，うつ症状よりも妄想優位な状態であった事を考慮し抗うつ薬から漸減した。

　後半は抗うつ作用も持つ抗精神病薬スルピリド単剤とし，漸減・退薬に至った。適切な診断及び薬物療法により寛解状態となり，その後計画的な退薬方法により早期治癒が実現した。

参照8

向精神薬の減薬・退薬

　統合失調症の減薬・退薬に関しては下記の文献に詳しく述べているが，ここでは精神疾患全般に関する減薬・退薬に関する筆者の基本方針を述べておく。

　まず向精神薬は長期処方となる場合が多いので多剤・大量処方は，重篤な副作用や依存形成の恐れがあるため，単純処方を心掛ける必要がある。急性期に多剤・大量処方となった場合でも，病状が安定すれば速やかに減薬し，処方を単純化すべきである。

　減薬・退薬に関しては本人の意向，再発症状の重篤性，現在の社会適応レベル等を総合的に勘案して実施する必要がある。たとえば，良質な睡眠が取れずに日中活動に支障を来し，薬物服用によりQOL（quality of life：生活の質）が改善し満足している患者に，あえて退薬を勧める必要はなかろう。また病気が完治した事を証明したいと退薬を希望する統合失調症者に，同病は不治の病との私見により「統合失調症は一生涯の服薬が必要」との自説を押し付ける事も問題であろう。服薬継続のメリットとデメリットを患者に十分示し，出来るだけ本人の意向に添う形で減薬・退薬問題に取り組む治療者であるべきであろう。

　以下疾患別に述べる。

1）神経症関連（不安障害，パニック障害，身体化障害，適応障害を含む）

　依存が問題となるので常用量以上の処方は避ける。症状に頓服薬で対応する事は症状に注意が向きがちとなるため，極力避ける。薬物中断して症状が再燃しても個人レベルの適応問題（自傷・他害などの重大な問題行動でない）の場合，病状が安定すると自然に服薬を忘れるので，それで症状が再燃しないならば受診せず服薬中断しても良いと告げる。薬を飲んでいる方が不安なく，快適と感じているならば継続服薬すれば良いとの指針を示す。

2）気分障害関連（抗うつ薬，気分安定薬，抗精神病薬）
単極うつ病

　初初発うつ病の場合は病状が安定して社会生活が円滑に営める状態となり，6ヵ月程度症状が安定した時期が持続すれば，「その時点から段階的に減薬を試みて退薬を目指す」との指針を示す。

双極性障害及び単極躁病

　単極うつ病と比較して明らかに減薬退薬は困難である。これらの疾患では抗うつ薬，気分安定薬，抗精神病薬を併用処方する場合が多いので，本人の再発予防にもっとも有効な薬物を最終的には単剤とし，その薬物を「統合失調症の断薬プログラムに準じた方法での退薬」を指針として示す。

3）統合失調症関連（拙著『分裂病治癒者のカルテ』の記述をその後の実践を踏まえ，改訂して記述）

　統合失調症も短期精神病のような予後良好疾患から減薬・退薬困難な重症例まで多様な疾患群である事を認識し，一律な対応をしないように心掛ける事が肝要である。LAI（long-acting injection：持続性注射剤）は減薬・退薬を想定している場合は使用すべきではない。

　薬物減薬は急性期には迅速（1〜2週間毎）に，症状安定期では緩徐に減薬（数ヵ月単位）する。多剤処方であれば，主剤を最終的には単剤とし，さらに最少単位剤型とし（たとえばリスペリドン錠であれば3→2→1→0.5mgと最少用量錠剤まで減薬），その後断薬プログラムに導入する。

　退薬を行う際の前提は，寛解状態の一定期間の持続である（1〜3年）。初発例では短期間の寛解期間で退薬が成功する場合が多いが，再発例ではより長期間の服薬継続を要する。最少量まで減薬し，そのまま退薬するよりも，断薬プログラムに導入後，退薬を行う方が退薬成功の確率が高まる。断薬プログラムとは隔日服薬，3日に1回服薬，週1回服薬を各期3〜6ヵ月程度経て，完全退薬する方法である。減薬・断薬プログラム期間中は再発症状に注意を払い，特に不眠は再発症状の前駆症状であるとの認識を持つ事が重要である。

　治癒基準：「完全退薬後何年間再発がなければ治癒と判断するか」の問題は，諸説あるが，筆者は3年間再発がなければ治癒（leveling off）と考えている。

　［文献］西川正：分裂病治癒者のカルテ．星和書店，東京，p.1-164, 2002.

症例17　さまざまなうつ（II）／抗うつ薬には無反応なうつ

　60歳代男性。高校卒業後，大手企業に就職したが，50歳で一旦退職。その後再就職した当時よりメニエール病やうつ病になり，現在も耳鼻科にてメニエール病の治療継続中。60歳の時に転職，1日5時間の夜間警備の仕事に従事していた。数ヵ月前に社会保険のある会社に転職したが体力的に続かず1ヵ月で退職。今は家でごろごろ寝ており，引きこもり状態。年金があり，妻は就労しており生活に不自由はない。頭の中がふわふわして，体を動かすのが怖いと訴え，内科医の紹介状を持参し妻同伴で当院受診された。

　紹介状の要約は次の通り。

　『診断：抑うつ気分，心身症に伴うめまい，頭重感（疑い）。

　眩暈（フワフワする），頭重感を主訴に受診。さまざまなストレスあり，抗うつ薬，抗不安薬を処方しましたが1ヵ月経過しても改善が得られません。MRIでも異常はありません。貴科的に御高診・御加療下さい』

初診時

　会話は普通に可能。しかし沈うつな表情で首をすくめ，眩暈が起こらぬよう頭部の保持に神経質な様子が窺えた。

　振戦，眼振などなく，神経学的に異常所見は認めない。歩行させてみると，フラツキなく，真っ直ぐ歩行出来るが，極めて恐る恐る歩行される。

　首をすくめた独特な姿勢に作為的意図を感じ取った事，「恐る恐る歩行」から疾病逃避の防衛機制を感じ取った事から，防衛機制を破るように治療的診断を進めて行った。

　首を前後に動かしたり，回転させたりしても苦痛を訴えないため，「器質的疾患」ではないと確信。再度廊下に導き，最初は歩かせ，その後「走れ」と檄を飛ばす。するとスムーズに走行が可能であった。

　診察室に戻り「病気ではない。あえて言えば自分で作りだしている。

不安による症状である」と説明。その後は笑顔もみられ，首のすくみが取れた通常のリラックスした姿勢となる。同年代である事から「先生は面白いね」など笑顔で冗談も出る。

不安に対して以下の処方を行った。

【処方】　オキサゾラム（10mg）1錠×2回　朝夕食後

紹介状には以下のとおり返信した。

『診断：不安状態。受診時，首は動かさず固定され，すくみ状態でしたが，歩行，首の回転など行い，その後，軽く走ってもらったところ，リラックスされ普通の姿勢になられました。本人も病気を作ってしまったと笑われ，病識も出現致しました。今後は病気に逃げ込まず，徐々に運動などリハビリをされるようにアドバイスしておきました』

治療経過

以後本人の受診はないが，妻から「あの1回の診察ですっかり元気になって生活しています。仕事にも行くようになりびっくりしています。ありがとうございました」と連絡が入る。

診療のポイント

自ら病気を作り出す状態を無意識であればヒステリー，意識的であれば詐病（仮病）と呼ぶ。本症例の場合，半無意識状態（ヒステリーと詐病の中間）で病気に逃げ込んでいたと思われる。

このような病態の診断は教科書的な記述に乏しいため非専門医には困難と思われる。

診断のポイントは本人の呈する症状に，まず詐病的ニュアンスを感じ取れるか否かであろう。次に神経学的異常所見を確実に否定する必要がある。

このような病態には抗うつ薬は無効であり，その心理機制を本人に抵抗感なく意識化させる精神療法のみが有効である。今回の診察では単に言語的ではなく，まず神経学的診察から始め，次に歩行，首の運

動によるめまい増強の有無のチェックと順次運動負荷を加え，防衛機
制を破り，最後に「走れ」と檄を飛ばす「一喝療法」により劇的改善
に繋がった。

症例18　さまざまなうつ（Ⅲ）／パワハラにより発症したうつ

　20歳代男性。大学卒業後事務系職員として勤務。職場結婚し，一子
あり。4月に配置換えになったが，上司のやり方に馴染めずストレスを
感じるようになる。数ヵ月後，上司のやり方についていけない気持ちが
さらに強くなり，次第に上司の顔を見るのが怖くなって来た。眠りが浅
くなり夜中に何回も目が覚める，朝になるのが嫌と感じる，出来るなら
仕事を休みたいと思うようになった。極度にふさぎ込んだ様子にうつ病
ではないかと家族が心配し，母親同伴で受診に至る。

初診時

　打ちひしがれた感じ。仕事の能率が落ち，上司の指示についていけ
ない自分に自己嫌悪を感じており，問診に対し「自分を責めてしまう」
「消えてしまいたい」「自分が悪いと感じている」「死にたいとは思わな
い」など返答される。胃部の圧迫感もある。

　パワーハラスメント（パワハラ）により発症したうつ病と診断し，十
分な休養と職場調整やリハビリが必要と判断した。薬物療法だけでは改
善は困難と思われ入院を勧めたところ了解され入院予約（空床待ち）と
なった。

　【処方】（1）オキサゾラム（10mg）1錠×2回　朝夕食後
　　　　　（2）スルピリド（100mg）1錠　就寝前
　　　　　　　　プロチゾラム（0.25mg）1錠　就寝前

治療経過

10 日後妻同伴で来院され入院。大分気分は良い。グッスリ眠れるようになった。胃の圧迫感がなくなった。妻からはパワハラが行われている職場状況と本人の気持ちを詳しく聴取した。

以後薬物は変更せず，SST と柔道療法によるリハビリテーションを行った。

▼第 1 回 SST

見学。次回はやってみたいと話す。また SST に関する参考書を見せて欲しいと希望があり，数冊の参考書を貸与した。

▼第 2 回 SST

苦手な上司との会話場面のロールプレイに挑戦。自らは上司役となり（SST の技法の一つでロールリバーサルと言う），相手役の A 医師に『強い上司』への対応を見せて欲しいと希望される。

▼第 3 回 SST

B 医師を相手に，苦手な上司との付き合い方について自分の考えを述べる。

「上司の事を持ち上げて対応するのも一つの手かもしれない」「少しずつ仕事の事を考えられるようになっただけでも，回復していると思う」と話す。

▼第 4 回 SST

スタッフ相手に退院後の不安について話す。「今は看護師など理解者がいるので安心だが，退院後はそれがなくなり不安」と言われるので，「妻という最大の理解者が身近にいる」と返す。

▼第5回 SST

復職後上司への挨拶を筆者相手に行う。相手の会話に合わせ過ぎ，相手のペースに引き込まれる傾向があるため，上手く切り上げるようにアドバイスした。

▼第6回 SST

スタッフ相手に，前回の SST を踏まえ，復職後の挨拶を手短に切り上げる練習を行う。

▼柔道療法

毎週2回30〜40分程度行った。柔道未経験者で小柄ではあるが，運動能力にすぐれ，終盤には未経験者同士では鮮やかに一本を取れるように上達された。

本人の柔道療法についての感想を記す。

(1) 入院したての頃は全てがマイナス，否定的で，筋道立った考えが出来なかった。柔道療法を始めて，これらが改善し，入院前の状態に戻った。

(2) 自分の気持ちの入れ方，対応の仕方が身についた。自分にも「何クソ」という気持ちが取り戻せて非常に有効だった。

(3) 相手の力のいなし方が柔道を通じて学べた（コミュニケーション力のアップ）。嫌な事を少し割り切れるようになった。

(4) 最初は柔道と治療が結びつかず恐かった。しかし，何度も参加する事で自分らしさを取り戻せた。

(5) 非常にオリジナリティのある療法で，既存のものとは一線を画している。気持ちを前向きにする効果は高いと思う。

さらに，職場復帰に向けて職場調整を行った。

【職場調整】

　最初は職場のメンタルヘルス関係者と連携を取る事，職場のパワハラ・セクハラ委員に訴える事や診断書に「パワハラによるうつ」と記載して提出し環境調整を組織に委ねる事などを考えた。しかし上司に対する怯えが極めて強く，これらの手段では職場復帰は不可能と思われ，人事関係者に面会に来てもらい主治医面談を行った。主治医としてはパワハラによるうつは労災であり，配置転換以外に本人を救う道はない事を説明した。

　これらのリハビリや職場調整により症状は軽快し，33 日間の入院で軽快退院に至った。その後も職場復帰訓練は継続，退院 1 ヵ月半後には配転された別の課に完全復職に至った。

診療のポイント

　本症例は極めて真面目な方であり，SST や柔道療法に熱心に取り組む事で，いわゆる『体』で上司との付き合い方の一端を学習された。しかし，こうしたケースの場合，職場調整が最重要であり，職場関係者の協力無しでは職場復帰は困難である。過去には職場調整が受け入れられず，残念ながら退職に追い込まれたケースも経験している。職場調整も精神科医の重要な役目の一つであろう。

症例 19　さまざまなうつ（Ⅳ）／拒絶の強いうつ

　60 歳代女性。3 年前まで正規雇用で就労していたが，現在は月に数回のパート勤務。夫は他界している。1 年前子供がうつ病を発症した。心配のあまり自身も気分の落ち込みがひどくなり半年前当院を受診しうつ病と診断された。薬物療法（スルピリド，クロナゼパム，ブロチゾラム）により 3 ヵ月で軽快，その後 3 ヵ月間治療を中断していた。3 週間

前から朝起きられない，次第に口数が減ったと再受診に至る。息子によれば，うつ病のため，生命保険の切り替えが上手く行かなかったのが誘引かもしれないとの事であった。

外来受診時

問いかけに対し，ボソボソと小声で極めてゆっくりと返答される。その様態は思考制止［注：思考がゆっくり。うつ病でみられる］というよりも，思考阻害［注：思考が途切れる。統合失調症でみられる］に近い応答であり，うつ病特有の沈うつな表情とは違い，統合失調症様の冷たく硬い表情が印象的であった。

前回スルピリドが有効であった事を踏まえ，同薬に抗うつ薬パキシルも加え，次の内容で14日分処方した。

【処方】　スルピリド（100mg）1錠　夕食後
　　　　　パロキセチン（10mg）1錠　夕食後
　　　　　エチゾラム（0.5mg）1錠　夕食後

治療経過

《6日後（入院初日）》

「食事もしないし，薬も飲まず悪化した」と息子に連れられ受診。表情は硬く，発語はほとんどなく拒絶的であり，入院を勧めるも「息子に食事を作らないとやれん」と言うのみであった。外来治療は困難な状態であるが入院に対する同意が得られないため，急性期治療病棟に医療保護入院とした。

病室に入室後「帰らせて下さい」「息子に悪い事をした。ご飯を作ってやらなかった」と訴え興奮状態となる。このため，リスペリドン内用液（3mL）を処方し看護者に口腔内に注入させたが，一部吐き出すも嚥下する。

拒薬傾向があるため，確実な薬物療法と速やかな改善を期待しクロミプラミン点滴静注液（25mg）1Aを処方したが，興奮があり体動も激し

く危険なため，四肢固定しての点滴となった。

　夕方訪室すると多少表情が和らいでいる。主治医が再度リスペリドン内用液（3mL）服用を勧めるも拒薬するため，口腔に注入すると今度は吐く事なく自力で嚥下する。

《入院翌日》

「自分のせいで浜田城が大変な事になっている」など，妄想はあるも朝食は全量摂取し，時に笑顔も出る。

　診察時は「私の事で息子達に迷惑をかけてしまった」「今は頭の中が真っ白になっている」と訴え，自責的で過覚醒状態である事が窺えた。クロミプラミン点滴静注液（50mg）に増量する（計10日間行った）。

　この日より四肢の固定の必要はなかった。内服処方を開始する。

【処方】（1）フルボキサミン（50mg）1錠×2回　朝夕食後
　　　　　　　クロナゼパム（1mg）1錠×2回　朝夕食後
　　　　（2）オランザピン（5mg）1錠×1回　夕食後

　同夜は睡眠薬ブロチゾラムを服用し，11時半頃に入眠，翌朝6時に覚醒する。

《入院10日目》

　順調に回復され，クロミプラミン点滴中止に伴い抗うつ薬内服の増量を行う。

【処方】（1）フルボキサミン（50mg）1錠×3回　毎食後
　　　　　　　クロナゼパム（1mg）1錠×3回　毎食後
　　　　（2）オランザピン（5mg）1錠　夕食後

《入院30日目》

　フラツキを訴え，妄想は消失しているため，オランザピンをレボメプロマジン（25mg）に置換。

《入院32日目》

眠気があるため，レボメプロマジンを10mgに減量した。

《入院36日目》

ほぼ病前の状態に回復し退院に至る。

　以後，外来通院で病前の状態となり家事をこなしているが，眠気を訴えるためレボメプロマジンは漸減，退院43日目にはレボメプロマジンは除去しニトラゼパム（10mg）と置換した。

診療のポイント

　半年前うつ病を発症し，マイルドな抗うつ薬（スルピリド）で短期間に軽快断薬されたが，3ヵ月後に再発し，強い拒絶・妄想を呈する重度うつ状態を呈し医療保護入院に至った。初期に強力な抗精神病薬（リスペリドン内用液，オランザピン）を使用する事で早期に拒絶が取れ，疎通性改善しソフトな介入が可能となった。

　このような精神病様症状を伴う過覚醒状態のうつ病（参照7，p.59参照）では，強力な抗精神病薬の初期使用がポイントであるが，覚醒水準の低下（眠気の訴え）に対応して減薬・中断の必要がある。

　またクロミプラミンの点滴はこのような重度うつ病の治療期間を短縮し，早期社会復帰に有用である。

症例20　さまざまなうつ（V）／引きこもりうつ

　40歳代男性。大卒事務系職員。単身生活。7年前骨折による休業をきっかけにうつ病となり薬物治療を受けた。数ヵ月の休職期間を含めて2年間治療し，治療終了となった。

　2年前転勤となり対人業務が増え，うつが再発し，薬物治療を開始し

た。1年前から休職している。再度，某年某日転勤となり転院し当院初診。休職中の状況を心配した上司が電話を入れたり，何度も訪問したりしたが，本人は上司との接触を避け，ひきこもり状態を続けていた。

　当院初診4ヵ月後，上司同伴にて受診。初診以後2回しか受診がない事を上司に告げると上司は驚愕される。不規則通院で外来では治療困難なため入院加療を勧めると，母親と相談すると言われる。上司も自分の闘病体験を踏まえ，熱心に入院を勧められる。

　それから10日後，上司同伴で受診。母親と相談し入院する事にしたと言われる。しかし当日入院の決心がつかず，翌日改めて入院のために来院される事となった。

治療経過

《入院初日》

　一旦朝来院されたが，受診受付をしないまま外出，その後，病院に戻ってきた本人と診察室で面談。

　（朝早く病院に来られていたようですが，今までどうしておられましたか）「車でそこらを回っていた」

　（どうして）「重い感じ」

　（さっきは院外方向に歩いて出かけておられましたけど）「別に」

　（入院して治療する気持ちになられましたか）「気持ちは……」

　（気持ちにはなったけど実際は入院したくない？）「いや」

　入院しようと決心されたのかそうではないのか，朝早く来院され受付もせずそこらを車で回る事の真意は何なのか，いくら尋ねても，何とも捉えどころのない返答をされるばかり。しかし最終的には入院に同意され，急性期治療病棟の開放ゾーンに任意入院となる。抗不安薬，抗うつ薬，睡眠薬を処方する。

【処方】（1）クロナゼパム（0.5mg）1錠×2回　朝夕食後
　　　　（2）パロキセチン（20mg）1錠×1回　就寝前
　　　　　　トリアゾラム（0.25mg）1錠×1回　就寝前

　以後，入院中に処方変更は行わず。

　入院後オリエンテーションのため，看護師が病室を訪問すると本人不在。病院周辺を探したところ，外来駐車場の自分の車内にいるのを発見。看護師の問いかけに「どうしたら良いか分からない」と言い，混乱がみられる。

　当院の急性期治療病棟は30床の全個室病棟であり，中央のナースステーションを挟み開放ゾーンと突発的な自傷・他害行動からの安全確保のための閉鎖ゾーンから成り立っているが，本人の安全確保のため閉鎖ゾーンに病室変更とした。

《入院2日目》
　（どうですか）「落ち着きました」
　（どんな心境でしたか）「恐かったです」
　（具体的には？）「精神科に入るという事が……」
　（どうして上司の方との連絡を拒絶されていたの）「恐かった」
　（友人はいないのですか）「一人います。以前の職場で一緒だった人です」
　（対人関係が苦手ですか）「うつになってからですね～」
　SST（参照5，本書p.56）を勧め，翌日から参加される。

《入院7日目》
　落ち着かれ，不安・恐怖による離院の心配もなくなったため，開放ゾーンに病室変更。
　（どうです）「落ち着きました」
　（気分は沈みますか）「今は普通です」
　（家では薬もほとんど飲んでなかった？）「はい」
　（受診出来なかったのは投げやりな気持ちから？　それとも体が動かなかったから？）「体が動かん」
　（眠りは？）「薬で大丈夫です」

　病状安定したように見えたが，入院14日目と16日目に車で県外まで無断で離院し，パーキングでそれぞれ1泊するなど不可解な行動がみられる。

《入院21日目》
　(この前は遠くまで行かれましたね)「はい。皆さんとコミュニケーションが取りにくいのと，気分を変えたいと思って」
　(何をしていたの)「パーキングで寝ていた」
　(薬を飲まなくてどうでした)「眠れなかった」
　(病院に戻ってきて数日経ちますが，今はどうですか)「今は眠れます」
　(気分はどうですか)「大変な事をしたと思って。病院に入る決心がつかなかった」
　外出は許可するので，必ず届けてから外出するように伝える。

《入院30日目》
　柔道療法（参照6，本書p.57）に参加する。

《入院35日目》
　(どうですか)「良いです。秋っぽさを感じます」
　(昼間は何をしておられます？)「歩いたり，スーパーに行ったりしています」
　(柔道はどうされますか)「週1回でお願いします」
　(元気だった時の状態を100％とすると今は何％位ですか)「70～80％位です」

《入院44日目》
　(どうですか)「(柔道で)足に筋肉痛はあるけど。柔道が終わると高揚感があります」

（気分は晴れますか）「今のところ」

不安な表情は消え，おだやかな表情となり，疎通性が改善。

《入院70日目》

順調に回復し，退院となる。

以下は，退院時に作業療法士がまとめた，リハビリ評価である。

【リハビリ評価】

　入院直後よりSSTに参加。入院1ヵ月間は活動への参加は積極的ではなかったが，以後SSTや退院準備プログラムに積極的に参加された。午前中に規則的に外出されるなど，病棟での生活リズムも整ってきている。SSTでは退院への思いや現在感じている事など，自分の素直な思いを表出出来ている。

　今後SSTの場がスキルアップや本人受容の場として活用出来るように支援していく。

　退院後は1ヵ月間デイケア通所し，職場の復職プログラム導入予定となる。

その後の経過

　退院後の診察で「入院治療で何が良かったか」との問いに対して「規則正しい生活。病棟の人々やSSTによるコミュニケーション。柔道で学んだ力の抜き方，今までは力が入り過ぎていた」と返答される。退院後3ヵ月間デイケアと復職プログラムを併用し，復職された。

　外来受診時，前主治医への不満を口にされるようになり，医療不信・人間不信が形成された事が推察された。その後多忙な職場に配置転換となったが，残業への対処も様々工夫，規則的に通院・服薬され，退院後1年3ヵ月が経過している。

診療のポイント

　再発うつ。独身で1年間の休職による孤立により，上司の熱意のある働きかけに対しても，謂れなき恐怖感から拒絶。それは，うつ症状

としての不安，長期休職による孤立，闘病生活による人間不信などの複合要因により生じたのであろう。入院後もしばらくは疎通性不良で，不可解な理由で離院したり，捉えどころのない言動がみられたりした。しかし入院による規則的な薬物療法と，本人の感想にもあるような総合的リハビリテーションにより，うつ症状と人間不信が改善し，復職に至った。

　単身生活者のうつ病の場合，思考制止のため，体が動かなかったり，治療意欲が湧かなかったりして受診出来ず，未治療での引きこもり状態が続く場合があるので，薬物療法のみならず生活全般に対する配慮が必要である。

症例 21   さまざまなうつ（Ⅵ）／新型うつ

　20 歳代男性。高校時の成績は中の上。部活は登山部。卒業後は大企業の工場に寮生活を送りながら勤務する。就職 3 年目の 4 月，「2 週間前から頭痛がする」「体がだるく仕事に行きたくない気持ちがある」「1 回の勤務が 12 時間の 2 交代制で，労働時間が長く大変」などを主訴に勤務地のクリニックを受診し，薬物療法を開始する。症状が改善しないため，受診 2 ヵ月後実家での療養を勧められ帰省。当院初診に至る。

初診時

　「工場のメンテナンス関係の仕事をしている。就職してからも勉強が大変。一番辛いのは仕事を覚えきれないから，勉強する事が多く，いくら勉強しても終わらない」と訴える。

　「登山部だったね，どんな山に登っていたの？」と問うと「全然覚えていない」と返答する。

　部活動として登った山の名前を一つも言えないのは健忘によるもので

はなく，物事に対して極めて希薄な興味関心しか示さぬためであり，執着気質などの従来型うつ病の病前性格とは著しく異なっていると筆者は感じた。

　外来通院で治らないならばリハビリが必要だからと入院治療を勧めるも拒否。代案としてデイケア通所を勧めると，「行ってみる」と言う。初診時の問診からは何を考えているのか掴みどころがない印象だった。思考運動制止は軽度であり，過重労働への拒否感から発症した抑うつ状態と考えた。

　診断：抑うつ神経症。

【処方】（1）デュロキセチン（20mg）2カプセル×1回　朝食後
　　　　（2）ブロチゾラム（0.25mg）1錠　就床前

治療経過

《1ヵ月後》

　朝，デイケアに行こうとしたら，体が動かなくて出掛けられなかった。デイケアに行ったり行かなかったりの状況。母親によると気分の浮き沈みが激しく，悪いときは朝起こしても顔面蒼白となっているとの事。夜間は遅くまでインターネットをして，朝起きは出来ず，午後からはゲームセンターに通うのが主な日課である。自分の好きな事は出来るが，義務的な課題では体が反応してうつ状態となる典型的な新型うつ病の行動パターンである。

《4ヵ月後》

　母親のみ受診。本人は車に同乗して来たが，車から降りようとしない。「朝が全く起きられない。もう駄目だ。皆に迷惑を掛ける」と言い自暴自棄になっていると母親は話される。

　拒絶状態と考え，うつ病・うつ状態（既存治療で効果不十分の時のみ）にも適応症のある抗精神病薬であるアリピプラゾールを追加した。

【処方】（1）デュロキセチン（20mg）2カプセル×1回　朝食後

（2）ブロチゾラム（0.25mg）1 錠　就寝前
　　アリピプラゾール（3mg）1 錠　就寝前

以後，治療終結まで処方変更は行わず。

《追加処方 2 週間後》

本人受診。

（どうですか）「大分元気になった。そろそろデイケアに行きたいと思
います」

（何をしておられますか）「朝が一番調子が悪い。午後になると普通に
なる」

（眠りはどうですか）「良いです。けど夜中に 1 回は起きます」

アリピプラゾール追加処方により素直な感じとなり，疎通性が改善し
た印象あり。

《6 ヵ月後》

デイケア記録。仕事や現在の生活についてスタッフとの面談。

「今の仕事は辞めるつもりはない。休んでいる間に色々な人と話すよ
うになって大分元気になった。病気が治るまでは休もうと思う。今まで
の生き方を振り返ると，自分は何がしたいという事はなく，"とりあえ
ず"的な流れでやってきた」と話す。

以後もデイケアには月に 2 ～ 3 回通う程度で，家でゴロゴロしたり，
ゲームセンターに通ったり。「ゲームセンターでゲームをしながら常連と
話すのが楽しい。アリピプラゾールが追加されて気分的には楽」と言う。

《10 ヵ月後（入院当日）》

だらだらした生活を続けるため，会社の人事課の担当者からも勧めら
れ本人が入院を決意する。

入院時面接。

（どうですか）「今日はまあ良いです」

（どうして入院する気になった？）「正直入院の必要があるかなとは思うけど，試しに入院してみようと思ったのです」

主治医（筆者）より入院の目的を以下のように説明した。

(1) 入院により規則正しい生活を送り，生活リズムの建て直しを行う。

(2) 運動（散歩，チェアロビクス，卓球，バトミントン，柔道）を中心としたリハビリテーションを行い，気力・体力の増進を図る。

(3) SST に参加して職場でのコミュニケーション不足（仕事上の問題点を上司などに相談せず，一人で抱え込んでしまう）の改善を図る。

《入院 52 日目》

消灯時間は 23 時を過ぎる事が多いが，入院治療により一応生活リズムも整った。自覚的にも発病前の状態を 100％とすると入院前は 60％位だったのが 80 ～ 90％の状態にまで改善した。主治医から見ても，ハキハキ話が出来るようになり初診時の「何を考えているのか掴みどころがない印象」は消失した。

主治医と退院後の方針に関する話し合いを持ち，自ら以下の計画を立案した。

(1) 退院後 1 ヵ月間は毎日デイケアに通う。

(2) 復職プログラムは，やりながら修正を加え行う。

(3) まずは半日勤務から始め，木曜と土・日は休日としたい。

《退院当日》

会社の人事担当者，両親同席で話し合い。会社としては上記申し出を受け入れた上で，「毎日日記を書きそれを提出して欲しい」と希望される。本人もこの件を了解し退院に至る。

《退院後 11 日目》

外来受診。計画通り，デイケアに毎日通所している。日記もつけている。

（やれそう？）「はい。調子はものすごく良いです」

（何が良かったかね）「良く分からない」

（でも元気になったね）「はい」

（夜は早く寝ている？）「0時を過ぎる事はないです。23時には寝ている」

最近は朝すっきり起きられると言う。

《退院1ヵ月後》

　予定通り復職した。しかし，2日出勤したものの，3日目に以前と同じ状態になり休む。その後，隔日毎に出勤する。会社から帰省するように言われて復職11日目に帰省した。

《退院後48日目》

　外来受診。会社では出勤3日目には起きられなくなり出勤出来なくなった。夜中には何度も目が覚める。こちらに帰ってからは何ともない。

（今後はどうする）「会社に戻る気持ちでいる」

（デイケアに通わない？）「どうしようかと迷っている」

以後，デイケアに通所する。

《退院後53日目》

　デイケアで職場復帰について話し合いを持つ。

　「復職して2日目から調子を崩した。その後は1日置きに休んでしまい，出社11日目には帰るように言われた。自分としてはまたここから踏ん張ろうとした時だったので，帰るように言われたのは疑問に思う。1年間休んでその結果数日しか持たなかったので，1年間の過ごし方は何だったのかと思う。今後は『3ヵ月位デイケアに通ってから会社復帰を』と勧められたが，自分としては来月には復帰して，また駄目だったら辞めようと思う。辞めてからの事は何も考えていないが，とにかく都会には出ていたいと漠然としたイメージしか持てないでいる」

　仕事についての義務感が感じられない話しぶりである。

《退院後 77 日目》

外来受診。「会社に復職したが，ほとんど出勤出来なかったので出社後 45 日目に辞めた。病気にも理解のある良い会社だと思うが，今の仕事を続けるのは自分でも無理と思うし，会社にも迷惑を掛けるので退職を決めた。抑うつ気分などの症状はなく，逆に肩の荷が下りて楽になった。今後はバイトをして繋いで行きたい」と話す。

その後，カラオケ店，パチンコ屋とアルバイトをしたが 8 時間労働のパチンコ屋では体調を崩し，吐くので辞めた。

《発病後 3 年目》

外来受診。4 月中旬からアルバイトが決まって働いている。服の仕事がしたかったので洋品店で働いている。朝が駄目なので夕方から 5 時間働いている。薬は時々飲み忘れるが，気分は安定している。

その後，受診は途切れる。

自宅にデイケアスタッフより問い合わせの電話を入れると父親が応対。月曜日から金曜日まで服飾店で順調にアルバイトに行っており，服薬しなくても安定していると話される。

以後，2 年半再発なし（連絡なし）。

診療のポイント

本症例は会社に行こうとすると「うつ」となり，「ゲームやインターネットなど自分の好きな事は元気に出来る」という巷では「怠けではないか」といわれる新型うつ病の典型的な行動パターンを示した。所属した会社は超優良企業であり，仕事はハードではあるが何年間病気療養しても給料は満額支給されるという極めて恵まれた労働条件の会社であった。薬物療法，入院治療，デイケアはこの症例には一見何の効果もなかったように見える。

しかし，これらの治療過程や休職中の様々な体験を通じて成長し，自己の能力の限界と自分が本当にやりたい適職を見出し，安定治癒に

至ったと考える。なお「わずか数日で仕事に行けなくなる」との病因
はうつ病性病因（疲弊による神経伝達物質の枯渇）というよりは，ヒ
ステリー性機序（外敵からおそわれた動物の死にまねに由来すると考
えられる回避行動パターン）か，外傷後ストレス障害のようなフラッ
シュバック機序（恐怖の情動回路の条件刺激による賦活）のような即
応答反応によるものと推察され，いわゆる"怠け"ではないと考えた。

症例22　難治性躁病の薬物療法

　20歳代女性。大学在学中に錯乱状態を呈し同地の精神科病院に半年
間入院したが，重度の興奮状態が持続し身体拘束なども受けた。最終診
断は急性一過性精神病性障害とされた。退院後はリスペリドン（1mg）
を半年服薬後に治療中断。大学は中退し就職したが，就職して7ヵ月後
に不眠を訴え当院初診となる。

初診時
　母親同伴で受診。「特攻隊の映画を見てから不眠になった」との事。
母親は，「思った事をストレートに口にする等，いつもの娘とは違う感
じがする」と言われる。
　初診医は心因反応と診断し，次の通り処方した。
【処方】　リスペリドン（1mg）1錠　就寝前
　　　　　ブロチゾラム（0.25mg）1錠　就寝前

治療経過
《初診日翌日》
　母親同伴で再受診。「まだ眠れない」との訴え。多弁傾向であるが，
対応は良い。休養させたいと母親が希望され，就労困難と考えられるた

め，『診断：心因反応，1ヵ月間の休業加療を要する』との診断書を作成する。また，薬の追加処方を行う。

【追加処方】　レボメプロマジン（5mg）1錠　就寝前
　　　　　　　ソルピデム（5mg）1錠　就寝前

《初診3日後》

　土曜の休診日に受診。筆者が診察する。多弁である。昨夜は夜中の2時半まで眠れず。さらに追加処方を行う。

【追加処方】　リスペリドン内用液（1mL）10回分　頓服

　リスペリドン内用液をまず今から服用し，今夜も，もう1回服用。翌日曜日にも同様に服用し，それでも落ち着かなければ，月曜日に受診するように指示した。

《初診5日後（診断名変更・入院初日）》

　リスペリドン内用液は2日間で計4回服用したが，それでも落ち着かず，診察時はずっと喋りっぱなしの状態。急にベッドに寝転んだり，母親を攻撃的な口調で罵ったりする。

　診断名を"躁病"に変更し，急性期治療病棟閉鎖ゾーンに医療保護入院とした。

【入院時処方】　(1) 炭酸リチウム（200mg）2錠×2回　朝夕食後
　　　　　　　　　　バルプロ酸ナトリウム（200mg）3錠×2回　朝夕食後
　　　　　　　　(2) オランザピン（10mg）1錠　夕食後
　　　　　　　　(3) ニトラゼパム（10mg）1錠　就寝前

《入院2日目》

　多弁・多動で訴え多く，落ち着かずウロウロする状態は変わらず。

《入院3日目》

　ある程度落ち着いて会話可能となり，炭酸リチウム，バルプロ酸ナトリウム共に有効血中濃度に達していた。しかし，不眠持続するため，オ

ランザピンを鎮静作用のより強いクエチアピンに変更した。

【処方】（1）炭酸リチウム（200mg）2錠×2回　朝夕食後
　　　　　　　バルプロ酸ナトリウム（200mg）3錠×2回　朝夕食後
　　　　（2）クエチアピン（200mg）1錠　夕食後
　　　　（3）ニトラゼパム（10mg）1錠　就寝前

《入院 7 日目》

バルプロ酸ナトリウムが血中濃度高値となったため，バルプロ酸ナトリウムを減薬，クエチアピンを増量した。

【処方】（1）炭酸リチウム（200mg）2錠×2回　朝夕食後
　　　　　　　バルプロ酸ナトリウム（200mg）2錠×2回　朝夕食後
　　　　（2）クエチアピン（200mg）1錠　夕食後
　　　　　　　クエチアピン（100mg）1錠　夕食後
　　　　（3）ニトラゼパム（10mg）1錠　就寝前

《入院 23 日目》

その後も躁状態が持続するため，抗躁効果の強いゾテピンを併用した。

【処方】（1）炭酸リチウム（200mg）2錠×2回　朝夕食後
　　　　　　　バルプロ酸ナトリウム（200mg）2錠×2回　朝夕食後
　　　　（2）ゾテピン（50mg）1錠　夕食後
　　　　　　　クエチアピン（100mg）1錠　夕食後
　　　　（3）ニトラゼパム（10mg）1錠　就寝前

《入院 24 日目》

処方変更の翌日は「ぐっすり眠った」と落ち着き，穏やかに会話出来る。

《入院 29 日目》

開放ゾーンに転室。2泊3日の毎週末外泊を許可した。

《入院 42 日目》

病院ではまずまず穏やかに過ごすが，外泊時は「母と合わなくて苦痛」と訴え，2回の外泊でいずれも軽躁状態となり帰院する。このため，

抗精神病薬はゾテピン単剤として増量した。

【処方】　(1) 炭酸リチウム（200mg）2錠×2回　朝夕食後
　　　　　　　　バルプロ酸ナトリウム（200mg）2錠×2回　朝夕食後
　　　　　　(2) ゾテピン（50mg）2錠　夕食後
　　　　　　(3) ニトラゼパム（10mg）1錠　就寝前

《入院49日目》

「一日中眠いです。9時間位眠っています」と本人。

とろんとした表情になっている。ゾテピンを減薬した。

【処方】　(1) 炭酸リチウム（200mg）2錠×2回　朝夕食後
　　　　　　　　バルプロ酸ナトリウム（200mg）2錠×2回　朝夕食後
　　　　　　(2) ゾテピン（50mg）1錠　夕食後
　　　　　　(3) ニトラゼパム（10mg）1錠　就寝前

《入院55日目》

　外泊から帰院。外泊でも初めて安定し，買い物にも行ったが問題はなかった。

《入院58日目》

　すっかり落ち着いている。表情もしっかりしている。外泊でも症状の再燃はない。ただし，呂律不良，手指振戦あり。抗精神病薬過量の徴候であるため，ゾテピンを減量した。

【処方】　(1) 炭酸リチウム（200mg）2錠×2回　朝夕食後
　　　　　　　　バルプロ酸ナトリウム（200mg）2錠×2回　朝夕食後
　　　　　　(2) ゾテピン（25mg）1錠　夕食後
　　　　　　(3) ニトラゼパム（10mg）1錠　就寝前

《入院64日目》

　退院となる。

　退院7日目より短時間作業から職場復帰し，その後通常勤務となる。

　抗精神病薬はゾテピンからレボメプロマジンに置換し，徐々に減薬した。

《退院後4ヵ月》

全く発病前の状態になって仕事をしていると母親の弁。

しかし，本人は手指振戦について，緊張すると人から指摘されるほどひどくなるのを気にしている様子。炭酸リチウムを中止し，バルプロ酸ナトリウム単剤とした。

【処方】　バルプロ酸ナトリウム（200mg）2錠×2回　朝夕食後

《退院後5ヵ月》

手指振戦は消失し，仕事も家庭でも全く問題なく過ごしている。しかし同日の採血でバルプロ酸ナトリウムの血中濃度高値を示したため，減薬した。

【処方】　（1）バルプロ酸ナトリウム（200mg）1錠　朝食後
　　　　　（2）バルプロ酸ナトリウム（200mg）2錠　夕食後

診療のポイント

　本症例は，前病院では当初統合失調症と診断され，最終診断は急性一過性精神病障害であった。しかし，本症例のような1ヵ月を超える精神障害は，「急性一過性精神病障害」には該当しない。当院でも初診時は心因反応と診断したが，筆者は躁病と診断し治療を開始した。鑑別診断を行い，正確に診断される事が重要である。

　一般的には，躁病であれば激しい躁状態を呈しても，気分安定薬と非定型抗精神病薬を併用すれば1ヵ月以内に寛解退院となるケースが大半である。本症例は他病院では6ヵ月間の長期入院を要し，当院でも，病院では安定しているが外泊の度に症状再燃を繰り返した。そのため治療に難渋したが，抗精神病薬に抗躁効果の高いゾテピンを併用する事で急速な鎮静が得られ，以後は良好な経過を取った。躁病治療は気分安定薬と抗精神病薬を適切に選択する事がポイントと言えよう。

症例 23　頻回に入院を繰り返す躁うつ病者の再発要因とその対策

　60歳代男性。中学卒業後上京し職を転々とする。25歳時調理師免許を取り，その後地元で店を開いたが経営困難となり4年で閉店。借金や経営上の心労があり，このためか30歳時躁状態で発症。その後，躁うつの病相を繰り返す。外来時はうつ病相も呈するが，躁病相時は迷惑行為が出現するため，1～3ヵ月の入院を必要とした。

　発病後も複数の職に就いていたが，50歳時には身体合併症も発症し就業困難となり，現在は生活保護を受け当院に通院中である。躁症状は激しく，「一晩中家の壁を蹴破って大暴れしたり」「喧嘩をしたり」「無銭飲食や無賃乗車する」などして警察官に同行されて入院となる場合が多かった。

《63歳時》

　近所からの苦情がありアパートから立ち退いて欲しいとの要望が出されたため NACT（Nishikawa Assertive Community Treatment：西川式包括型地域生活支援プログラム[脚注]）を導入し，生活全般をサポートする体制を取るようにした。

　本人の要望にしたがい，最初は多職種チームが2週間毎に，その後は毎週訪問を行い，（1）症状確認，（2）健康管理，（3）服薬管理，（4）住環境支援，（5）気分転換活動などの支援を行う事とした。

《64歳時（入院）》

　訪問支援開始1年経過。早朝隣人より「大声を出し調子悪そう」と連

[注]　西川式包括型地域生活支援プログラム（NACT）：包括型地域生活支援プログラム（ACT）とは1970年代にアメリカで提唱されたもので，重い精神障害をもった人に対して訪問型の支援を通じて地域社会の中で自分らしい生活を実現・維持出来るよう支援するものである。当院ではそれをさらに発展させた支援を行っており，西川式包括型地域生活支援プログラム（NACT）と呼んでいる。

絡があった。本人は自宅不在であったため市内を探索し，ランニングシャツ姿で街を歩いている本人を発見した。声をかけても多弁で何を言っているか不明で混乱状態であった。受診を促すと素直に応じた。

　主治医診察の結果，同日入院に至る。30 回目の当院入院である。

　これまでの外来での処方は次の通り。

【処方】　（1）炭酸リチウム（200mg）1 錠×2 回　朝夕食後
　　　　　　　バルプロ酸ナトリウム（200mg）2 錠×2 回　朝夕食後
　　　　　　　クロナゼパム（0.5mg）1 錠×2 回　朝夕食後
　　　　（2）炭酸リチウム（200mg）1 錠　就寝前
　　　　　　　バルプロ酸ナトリウム（200mg）1 錠　就寝前
　　　　　　　レボメプロマジン（5mg）1 錠　就寝前

　入院時に薬物血中濃度を測定したところ，バルプロ酸ナトリウム 3.0 μg/mL 以下（有効域 50.00 ～ 100.00 μg/mL），炭酸リチウム 0.34nmol/L（有効域 0.6 ～ 1.2nmol/L）と抗躁病効果の有効血中濃度に達してはいなかった。本人によれば服薬は規則的に行っていると言うが，入院時に炭酸リチウム血中濃度を測定すると低値であり，服薬中断による再発である事は明らかであった。

　気分安定薬は継続処方とし，レボメプロマジン（5mg）1 錠をゾテピン（50mg）1 錠に変更した。

《入院 4 日目》

　バルプロ酸ナトリウムは有効血中濃度であったが，リチウム血中濃度は中毒域まで上昇し過鎮静となったため，炭酸リチウムを減量し，ゾテピンをレボメプロマジンに戻した。

【処方】　（1）炭酸リチウム（200mg）2 錠×2 回　朝夕食後
　　　　　　　バルプロ酸ナトリウム（200mg）2 錠×2 回　朝夕食後
　　　　　　　クロナゼパム（0.5mg）1 錠×2 回　朝夕食後
　　　　（2）炭酸リチウム（200mg）1 錠　就寝前
　　　　　　　バルプロ酸ナトリウム（200mg）1 錠　就寝前

　　　　　　　　レボメプロマジン（25mg）1錠　就寝前

《入院12日目》

　日中の眠気を訴えるため，レボメプロマジンを25mgから15mgに減量した。

　その後，入院17日間で寛解，退院に至った。

《退院後1週間目》

　作業療法士訪問。今回の入院までに薬を飲まなくなった理由を聞くと「薬を飲まなくなって調子が高くなったのではなく，調子が高くなって薬を飲まんでも大丈夫と思い飲まんようになるんだ」と本人が語った事から，作業療法士は「怠薬が先ではなく，調子が高くなる事が先のようだ」と判断している。

《退院後6ヵ月目》

　「不眠だったり」「金遣いが荒かったり」「怒りっぽい」など躁転の兆しが現れる。

　躁転の兆しがみられ出して2週後の深夜1時過ぎに，NACT待機携帯電話に「調子が上がり爆発しそうな，眠れんし……。1泊入院でもさせて欲しい」と電話が入る。作業療法士が危機介入に訪問する。本人はすでに入院するつもりになっており，残飯の片付けなどしている。どうしたのかと問うと「妄想的になってビンや缶をガンガン鳴らさんといけんと思う」と言う。本人自らが，調子が上がってきた事を自覚しSOSを出して来た事は初めてであるため，今回の体験をプラス体験とするためにも，同行受診し，午前3時に当直医の診察で31回目の入院となる。

　入院時の薬物血中濃度は，バルプロ酸ナトリウム47.59μg/mL（有効域50.00～100.00μg/mL），炭酸リチウム0.75nmol/L（有効域0.6～1.2nmol/L）であり，今回の再発は規則的な服薬状況下での再発であると思えた。当直医，主治医ともSOSを出して入院した事を賞賛し，外

来処方薬にレボメプロマジン（25mg）1錠（就寝前）を追加処方した。

　入院後は「訴え多く，大声で放歌ある」が大きなトラブルはない。追加薬により睡眠も良好となり3日間の入院で本人の希望により退院となる。

　その後も躁転による入院は続いているが，NACTの早期危機介入により，迷惑行為は激減し，入院期間も大幅に短縮している。

診療のポイント

　数々の問題行動により再入院を繰り返していた躁うつ病患者が31回目の入院では自らSOSをNACT携帯電話に発信し，問題行動を起こす事なく入院し，3日間で安定し退院に至った。今回の経験が長期的な再発防止にどの程度貢献するかの判定は現時点では不明であるが，本症例の再発防止に重要なヒントが得られた。

(1)訪問により親密で安定した人間関係が築かれた事から，深夜にもかかわらずSOSを発する事が出来た。

(2)再発の原因の全ては怠薬ではなく，服薬していても気分の高揚が先行する場合がある事が分かり，その時に速やかに抗精神病薬（レボメプロマジンやゾテピン）を追加服用すれば再発再燃期間の短縮に有効である事が分かった。

　躁うつ病（気分障害）は元来統合失調症より予後良好な疾患である事が知られており，服薬なしで長期間安定している症例が存在する。

　しかしながら双極型では統合失調症のように再発予防のために長期間維持療法が必須の症例が多数例存在する。それらの再発予防薬は気分安定薬（炭酸リチウム，バルプロ酸ナトリウム，カルバマゼピン，ラモトリギン）単剤処方が原則ではあるが，本症例のように気分安定薬に抗精神病薬を併用する事が必要（躁状態では大量，維持量は少量）である症例も多い。

症例24　アリピプラゾール増量により重度錐体外路症状を呈した双極性障害の薬物療法

　60歳代男性。50歳時，交通事故を契機にうつ病を発症。以来7年間複数の医療機関で治療を受ける。うつ症状に加え，希死念慮，幻聴，被害妄想などが出現した時期もあった。

初診時

　57歳時，多弁，独語・空笑出現。包丁など危険物を持ち出し，制止すると大声で怒鳴るため，警察に保護され当院初診入院となる。

　診断は双極性障害。合併症として糖尿病あり。

　この時は，入院3週間で安定し退院となる。

【退院時処方】　(1) バルプロ酸ナトリウム（200mg）2錠×2回　朝夕食後
　　　　　　　　(2) ゾテピン（50mg）2錠　夕食後
　　　　　　　　　　リスペリドン（3mg）1錠　夕食後

治療経過

《退院3週間目》

「ジッとしておれない」と訴える。

《退院6週間目》

　右手の振戦，筋剛直，小股歩行ありパーキンソン症状を認め，なおジッとしておれないと訴え，アカシジアも認めた。

【処方】　(1) バルプロ酸ナトリウム（200mg）2錠×2回　朝夕食後
　　　　　　　　クロナゼパム（1mg）1錠×2回　朝夕食後
　　　　　(2) レボメプロマジン（25mg）1錠　夕食後
　　　　　(3) ニトラゼパム（10mg）1錠　就寝前
　　　　　　　　トリアゾラム（0.25mg）1錠　就寝前

　その後，徐々に減薬した。

《退院 3 ヵ月後》

パーキンソン症状は消失したが，うつ状態となり，喋りたくないと訴えるため，抗うつ薬エスシタロプラムを追加処方。

【処方】　(1) バルプロ酸ナトリウム（200mg）2 錠× 2 回　朝夕食後
　　　　　　　クロナゼパム（1mg）1 錠× 2 回　朝夕食後
　　　　　 (2) ニトラゼパム（10mg）1 錠　就寝前
　　　　　　　エスシタロプラム（10mg）1 錠　就寝前
　　　　　　　トリアゾラム（0.25mg）1 錠　就寝前

以後，安定する。

《60 歳 4 月》

「殺される」と妄想を訴えるため，アリピプラゾール（6mg）を追加処方した。追加処方 4 日目には「殺される」との妄想は消失した。

《60 歳 10 月》

手指振戦が認められるため，アリピプラゾールをスルピリドに変更した。

【処方】　(1) バルプロ酸ナトリウム（200mg）2 錠× 2 回　朝夕食後
　　　　　　　クロナゼパム（1mg）1 錠× 2 回　朝夕食後
　　　　　 (2) スルピリド（200mg）1 錠　就寝前
　　　　　　　エスシタロプラム（10mg）1 錠　就寝前
　　　　　　　トリアゾラム（0.25mg）1 錠　就寝前

《60 歳 11 月》

手指振戦が増悪し，遅発性ジスキネジアが出現したため，スルピリドは中止した。

【処方】　(1) バルプロ酸ナトリウム（200mg）2 錠× 2 回　朝夕食後
　　　　　　　クロナゼパム（1mg）1 錠× 2 回　朝夕食後
　　　　　 (2) エスシタロプラム（10mg）1 錠　就寝前
　　　　　　　トリアゾラム（0.25mg）1 錠　就寝前

《60 歳 12 月》

手指振戦，遅発性ジスキネジア共に消失した。以後，安定する。

《62 歳 3 月》

「夜間家の中に人が入って来る感じがして，殺気を感じる」と妻に訴え，夜中にウロウロするため，アリピプラゾール（6mg）を追加処方した。

《63 歳 2 月》

調子は良いが，「右手が振る」「立っていると左足も振る」と訴えるため，アリピプラゾールを 3mg に減量した。減量後まもなく，右手・左足の振戦は減弱した。

《64 歳 4 月》

このところ，万歩計を使って歩き出した。夜中に妻を起こして喋りまくる。遺言状を作成したと言い，眼光鋭い。躁転したため，抗うつ薬を中止し，炭酸リチウムを追加処方し，アリピプラゾールを 3mg から 12mg に増量した。

【処方】（1）バルプロ酸ナトリウム（200mg）2 錠× 2 回　朝夕食後
　　　　　　炭酸リチウム（200mg）2 錠× 2 回　朝夕食後
　　　　　　クロナゼパム（1mg）1 錠× 2 回　朝夕食後
　　　　（2）アリピプラゾール（12mg）1 錠　就寝前
　　　　　　トリアゾラム（0.25mg）1 錠　就寝前

《64 歳 5 月》

歩行不能で車椅子にて受診。5 月 10 日よりヨチヨチ歩きとなった由。顔をしかめる。首も振る。体もクネクネと動かし，全身の不随意運動（ジスキネジア・ジストニア）あり。同日入院とし，アリピプラゾール増量により誘発された錐体外路症状と考え，アリピプラゾールをゾテピンに置換した。

【処方】（1）バルプロ酸ナトリウム（200mg）2錠×2回　朝夕食後
　　　　　炭酸リチウム（200mg）2錠×2回　朝夕食後
　　　　　クロナゼパム（1mg）1錠×2回　朝夕食後
　　　（2）ゾテピン（25mg）1錠　就寝前
　　　　　トリアゾラム（0.25mg）1錠　就寝前

《入院翌日》

　不随意運動は軽快しているが，過鎮静傾向がみられる。継続処方とし
てフォローする。

《入院3日目》

　過鎮静であり，炭酸リチウムを中止し，バルプロ酸ナトリウムを増量
した。ゾテピンをレボメプロマジンに置換した。
【処方】（1）バルプロ酸ナトリウム（200mg）2錠×3回　毎食後
　　　　　クロナゼパム（1mg）1錠×3回　毎食後
　　　（2）レボメプロマジン（5mg）2錠　就寝前
　　　　　ニトラゼパム（10mg）1錠　就寝前

《入院5日目》

　終日いびきをかき眠っている。覚醒時は上肢の振戦著明。嚥下困難で
食事は2～3割程度介助にて摂取。錐体外路症状の改善不十分であるた
め，クロニジンを追加処方し，レボメプロマジンを減量した。
【処方】（1）バルプロ酸ナトリウム（200mg）2錠×3回　毎食後
　　　　　クロナゼパム（1mg）1錠×3回　毎食後
　　　　　クロニジン（0.075mg）1錠×3回　毎食後
　　　（2）レボメプロマジン（5mg）1錠　就寝前
　　　　　ニトラゼパム（10mg）1錠　就寝前

　以後，処方変更は行わず。

《入院10日目》

　車椅子に乗車している。不随意運動は全く認められない。立位を取る

ように指示すると，テーブルに手を付き，立位は取れるが，歩行不能。
以後不随意運動の再現はないが，歩行困難で，歩行器を使い，歩行練習
を行ってもらう。しかし，歩行動作は不安定でやや右に傾く様子（ジス
トニア）が認められる。

《入院34日目》

起床し稚拙ながら独歩可能。不随意運動なし。

《入院67日目》

独歩可能となり退院に至る。

診療のポイント

　躁うつ病を発症し，過去14年間の薬物療法中に薬剤性パーキン
ソン症候群（アカシジアを含む），遅発性ジスキネジアなど錐体外路
症状が散見されたが，その都度の薬物調整で錐体外路症状はコント
ロール可能で，外来通院を継続出来た。糖尿病を合併しているため，
非定型抗精神病薬の選択肢は限られた。こうした中で，錐体外路症状
惹起作用の少ないアリピプラゾールは選択可能な抗精神病薬と考えら
れ，処方してきた。ところが同薬を12mgに増量したところ，激し
い錐体外路症状（遅発性ジスキネジア・ジストニア）を発症し，ジス
トニアによる歩行困難のため，67日間の入院加療を余儀なくされた。
薬物療法には難渋したが，遅発性錐体外路症状の治療薬である，クロ
ナゼパム・クロニジンの併用と気分安定薬はバルプロ酸ナトリウム単
剤とし（参照9），少量のレボメプロマジンを併用する事で遅発性錐体
外路症状は消褪し，躁状態も安定した。長期間薬物療法の継続を必要
とする双極性障害の薬物療法は，錐体外路症状を惹起しやすいので，
気分安定薬と抗精神病薬を適切に選択する事がポイントと言えよう。

気分安定薬の作用機序

　気分安定薬は炭酸リチウムとバルプロ酸ナトリウムなど抗てんかん薬由来の薬物の2種類があるが，その作用機序は大きく異なる。炭酸リチウムは細胞内伝達セカンドメッセンジャー（IP3, DAG）に対する抑制効果により気分安定化作用を発揮するのに対して，バルプロ酸ナトリウムなど抗てんかん薬由来の薬物は細胞膜安定化作用及び GABA 神経系増強作用により気分安定化作用を発揮する。すなわち炭酸リチウムは錐体外路症状を惹起したり，抗精神病薬との併用で錐体外路症状を増悪したりする場合があるが，抗てんかん薬由来の薬物にはこの作用はない。

　症例 24 の治療に関してはアリピプラゾール増量と同時に炭酸リチウムを追加処方した事でこのような重篤な錐体外路症状が惹起された可能性がある。したがって炭酸リチウムを中止し，気分安定薬はバルプロ酸ナトリウム単剤とした。

第5章

知的障害・発達障害関連

症例25　脳性麻痺の高度不安・過緊張状態

　10代女性。養護学校に4月の入学と同時に寮生活を開始したが，周囲の速度に合わせて行動するのが難しく，ハンディキャップがある事の辛さや将来に対する不安を口にする事が多くなっていった。

　もともとが朗らかで話好きな性格であるゆえに，色々な人に相談し，それがかえって情報過多となり，混乱する様子であった。10月になる頃にはあまり喋らなくなり，発熱のため，実習が途中から出来なくなった事を気にして不安・混乱が高まった。「皆が喧嘩をしているよう」「皆の目が怖い」などと言い，周りを気にしてびくびくするようになった。

初診時

　外来医師が担当。3日間ほとんど眠らず，昼間も1時間程度ウトウトするだけの緊張・過覚醒状態であった。食欲低下，活動性の低下がみられ，問いかけに対して「歯がない」など非現実な応答がある一方で，外出時などはむしろびくびくせず過ごせ，統合失調症的な不穏はみられない。クロチアゼパム（10mg），ロルメタゼパム（1mg）が処方された。

治療経過

《2日後》

　この時より筆者担当。発語なく，目はカッと見開いている状態。ロルメタゼパムにより睡眠は4時間程度取れるようになっていた。しかし，緊張・過覚醒状態が持続している。抗不安薬クロチアゼパムによる脱力がある。抗精神病薬による過覚醒の治療が必要と判断して，リスペリドン内用液（0.5mL）就寝前服薬とした。

《3日後》

（怖い？）「はい」

（何が？）「……」無言。

　発語は可能となっているが，不眠は継続している。リスペリドン内用液（0.5mL）を 10 回分処方し保護者に一日最大量 1.5mL まで増量して経過観察してもらうように依頼する。

《5 日後》

　リスペリドン内用液（1mL）で夜間 1 回トイレに行くだけでぐっすり眠り，朝はすっきり覚醒する。すっかり穏やかな表情となっている。

《8 日後》

　保護者のみ来診。すっかり落ち着き，以前の状態に戻ったとの事。リスペリドン内用液（0.5mL）とエチゾラム（0.5mg）1 錠を 14 日分処方し，以後保護者と緊密に連絡を取り合い，リスペリドン内用液を頓服的に使用し，エチゾラムに置換。処方薬飲みきりで，治療終了とした。

診療のポイント

　従来診断では心因反応，DSM-Ⅳでは短期精神病と診断されるであろうこの症例は，発症後 3 年を経過した現時点においても服薬なしで精神症状は全く認めていない。知的障害や脳性麻痺など抗精神病薬に脆弱性が想定される症例の場合，漫然と抗精神病薬の服薬を継続するべきではない。リスペリドン内用液のような半減期（薬成分の血中濃度が半減するまでの時間）の短い薬物を使用し，短期間で治療終結を心掛ける事が重要である。

症例 26　普通高校卒業知的障害者の職場不適応

　30 歳代男性（既婚）。普通高校を卒業後，工具系の仕事を各地で転々とし，数年前からは某下請け工場にて働き始めた。勤務を始めて 1 年が

経った頃から仕事に効率を求められるようになり，リーダーから暴言を吐かれたり女性の同僚からもあれこれ文句を言われるようになった。

　段取りが悪いので早く職場に行って準備をしようともしたが，「早く来て仕事をしてはいけない」と逆に叱られる。その後配置転換があり，それを契機にさらに職場適応困難となった。

　前日内科医院を受診して，うつ病と診断され抗うつ薬の処方と1ヵ月の休業加療の診断書を受けた。セカンドオピニオンを求め，家族と当院を受診。

初診時

　本人はイライラするとしきりに訴える。診察での会話は稚拙で，普通高校を卒業しているが，当時の成績は最下位に近かった様子。職場では仕事に慣れるまで大目に見られていたようであるが，習熟が遅いために次第に責められるようになった事が推察された。

　知的障害による職場不適応を疑い知能テストを行い，以下の診断書を書いた。

　『イライラ感，抑うつ気分を訴え受診されましたが，知能テストの結果，軽度知的障害を認め，知的障害に基づく適応障害と診断しました。療育手帳（知的障害用の障害者手帳で障害者雇用にはこれが必要）に該当しますので手帳申請を勧めています。現在の就労条件では就労困難であり，今後3ヵ月間の休業加療を要します』

薬物療法は行わなかった。

治療経過

《50日後》

　休業中は傷病手当を受け生活していたが，休職のストレスからか吐き気，頭痛を訴えるため，抗不安薬オキサゾラム（10mg）1錠×2回（朝夕食後）を処方した。

《4ヵ月後》

　会社から障害者雇用の申し出があり，一般雇用から障害者雇用に雇用形態が変更となり，配属部署も配慮された。職場のいじめもなくなり，障害年金と障害者雇用の賃金で以前と同様な生活を送っている。

診療のポイント

　知的障害や発達障害（アスペルガー症候群など）が幼少時期に看過されたまま成人し，職場不適応となる例に稀に遭遇する。こうしたケースでは障害年金制度の利用を勧めたり，適職へのアドバイスを行う事が不可欠である。

　この職場の場合，直接交渉せずとも診断書を提出しただけでこのような労働条件の変更が受け入れられ，職場のいじめがなくなった事は幸運と言わざるを得ない。この会社には知的障害に対する理解があったと思えるが，障害への理解が広く普及する事が望まれる。

症例 27　注意欠如・多動性障害（ADHD）の薬物療法と養育

　10歳代男子。4〜5歳時に多動性障害と診断された。

　IQ 80（平均値は100）とやや低め。中学2年時からは特別支援学級に入っている。特別支援学級には同級生はおらず，1学年下の女子生徒2人，計3人のクラス。これまで ADHD の治療薬であるメチルフェニデート，アトモキセチン及び抗精神病薬リスペリドン（1mg）を服用してきたが，服用すると眠くなり，学校でもほとんど眠っている。主治医に言っても「眠くなるはずはない」と薬物変更に応じてくれないため，中学3年になったその年の5月に母親同伴で紹介状持参せず当院を受診する。

初診時（5月）

　椅子に座って診察を受ける事は出来るが，体を揺すったり手足を動かしたり一時もじっとしていられない様子が見受けられる。

　（学校には行っていますか？）「休みがちです。でも今年の4月からは割と行っています」と母親。

　（将来は何をしたいの？）「ゲームを作りたい。工業高校に進学したい。でも，学校全体が騒がしいし，自分でも落ち着かないと思う」と本人。

　母親によれば，コミュニケーションは出来るが，些細な事で普通学級の同級生と喧嘩になるとの事。

　抗精神病薬でパーシャルアゴニストという特有な薬理作用を持つアリピプラゾールが有効ではないかと考え，次の通り処方した。

【処方】　アリピプラゾール（3mg）1錠　朝食後

治療経過

《2週間後》

　初診時とは異なり，じっとして落ち着き，診察を受ける事が出来る。「薬を飲んだら落ち着いた。けど少し眠い」と言う。

　劇的な多動抑制効果が認められ，以後，処方変更はせずに継続処方とした。

《2ヵ月後（7月）》

　「落ち着いて学校に行っている。けど急に学校から帰りたい気持ちになる」との事。睡眠について尋ねたところ「夜は眠れるが，学校でも眠い」と訴える。

　診察時，表情はしっかりしており，眠そうにはしていない。薬物療法のみでは限界があると考え柔道療法を勧め，本人もやってみると応じる。

《3 ヵ月後（8 月）》

落ち着いている。

「柔道は楽しい。実業高校 4 つと，養護学校高等部を受験しようと思う」と言う。また，「以前は参加した事がなかった体育祭の準備にも参加したし，足も速く大活躍した」と母親が喜んで話される。

《5 ヵ月後（10 月）》

両親同伴にて受診。学校に行けなくなった。支援学級の授業を普通学級の生徒が集団で邪魔しに来る。授業中にドアを蹴ったりする。すぐに出て見ても姿が見えず，誰がやったのか分からない。担任は授業妨害に対して何ら手を打ってくれないと言う。

受験を控え大事な時期であるので，両親に学校に相談に行かれるようにアドバイスしておいた。

後日，柔道療法の時間に本人が「母は授業参観に学校に来てくれたが，授業妨害については学校側に何ら言い出せなかった」と話す。柔道療法参加中のメンバーは皆怒り，「自分が学校に付き添って行こうか」と言い出すメンバーまで出る。

このため主治医が本人・母親同伴で学校に出向く事とした。

母親に学校と連絡を取ってもらい，校長不在であったので教頭と面談を設定してもらった。

【学校訪問】

まず，主治医である筆者から訪問の趣旨を話した。

「特別支援学級の生徒は保護される対象であるべきにもかかわらず，普通学級の生徒から集団でのいじめの対象となっているのは人権問題と思い，主治医が親子に付き添いとして来ました」

次に，いじめに関する教頭の問いかけに対して，本人が具体的な嫌がらせの内容，相手生徒の名前，それに対する現担任の対応など明確に話す事が出来た。

　母親は特別支援学級の現在の場所は不適切であると複数の先生方は認識しておられる事，支援学級の生徒はトイレにも遠慮して行っている事などを話された。今春赴任された教頭は「初めて知りました」と返答される。

　教頭は，すでに特別支援学級のいじめ問題に関しては教員間で話し合いを持っており，本人が来ていない状況なので，事態が改善されているのか否かが分からないと話される。これに対して「明日から登校します」と本人はきっぱり返答する。

　最後に主治医から「今回の件はいじめをした当事者のみならず普通学級の生徒全員に対して"他人の痛みが分かる，他人を思いやれる人に育つ"と言う教育問題として捉えて頂きたいし，また彼個人の学校生活をこのような形で挫折させないで欲しい」とお願いした。

《7ヵ月後（12月）》

　母親のみ受診。いじめはなくなり，学校にも行っている模様。定時制高校の授業に体験参加させてもらったところ，それが良かったみたいで，「少人数の学級で，これならば落ち着いて授業を受ける事が出来る」と言っており，将来は介護士か看護師を目指すとの目標も出来たようである。

　柔道に関しては，「楽しいが，難しい」とも言っているとの事で，主治医より「現在は"体落とし"を練習中であるが，足腰が強くてバランスも良く，急速に強くなっている」と話しておいた。

《8ヵ月後（翌年1月）》

　元気に学校に行っている。いじめは全くない。普通学級で授業を受けるようになったが，集団の中が大変プレッシャーに感じる。テストを集団で受けたが，集中出来ず，個室に移動して受けた。その事で担任から「これからは普通学級の集団の中で頑張らんといけないのに──」と言われ泣いてしまった。そうしたら，先生は「辛い気持ちが分からず，ごめん」と謝ってくれたので救われたと話す。

《10 ヵ月後（3 月）》

柔道療法継続中。不登校もなくなり定時制高校普通科に合格した。

《14 ヵ月後（7 月）》

高校生活に適応し，土曜日にはレストランのアルバイトにも行くようになった。薬物療法は，初診時処方のアリピプラゾール（3mg）1 錠（朝食後）を継続している。

診療のポイント

　ADHD にアリピプラゾール少量が有効な症例はこれまでに数例経験している。本症例の診療のポイントとして，

(1) アリピプラゾールにより多動に劇的抑制効果が認められた。

(2) 柔道療法の心身鍛錬効果と仲間意識の醸成。

(3) 柔道療法のメンバーに男性介護士や看護師がいる事で将来の職業選択が明確になった。

(4) いじめ対策として学校に筆者が母子同伴で交渉に行き，いじめがなくなった。

といった方策が総合的に作用して特別支援学級から定時制高校普通科への扉が開かれたものと考えた。

症例 28　抜歯を契機に拒絶状態となり生命危機に陥った知的障害者

　60 歳代女性。中度知的障害（IQ 48）があり，知的障害者グループホーム入所中。入院前はパン製造作業所の主力メンバーだった。虫歯の治療を本人は拒否していたが，痛みがひどくなり，当初 1 本，それから 6 日後にさらに 3 本，計 4 本を抜歯。

以後，急激に活気がなくなり，食欲低下，奇異行動が出現，最終抜歯より 30 日目に当院を受診する。

初診時

「歯がなくなった。死なにゃあいけん」と抑うつ状態。

以下の通り処方した。

【処方】　スルピリド（100mg）1 錠　朝食後

しかし，その後も尿を撒き散らしたり，トイレットペーパーを大量に巻き取ったり，千切って散らかすなど奇異行動出現。グループホームに適応困難なため，初診 12 日後当院入院に至る。

治療経過

《入院初日》

簡単な問いかけには返答あり，穏やかではある。入院治療の勧めは拒否するため，急性期治療病棟へ医療保護入院となった。

入院後主剤はアリピプラゾール（3 ～ 6mg）やリスペリドン内用液（1mL）など低用量の抗精神病薬が処方されたが，拒絶的で拒食あり，精神症状は次第に悪化する一方であった。

《入院 48 日目》

リスペリドン内用液を一旦口に入れても，ペッと吐き出し，以後服薬は規則的には行えなくなる。

《入院 56 日目》

食事はほとんど入らず，拒薬も続くため，補液と抗精神病薬ハロペリドール点滴で対応する。

入院時体重 50.4kg が 37.7kg までに減少していた。

《入院 80 日目》

拒食は改善せず生命リスクのある状態が続くため，カンファレンスが持たれ，以下の検討がなされた。この時点から筆者が治療に関与する事になる。

【第 1 回カンファレンス】

(1) 現在の精神症状は拒絶症状態。

(2) もっと早い段階で抗精神病薬を増量しておけば，このような強い拒絶は起こらなかったのではないか？

(3) ハロペリドールの血中濃度を測定し，増量の検討が必要。

(4) 糖尿病があるが，拒食が続いており，現在の血糖値に問題はないため，オランザピン筋注を行い治療反応性をみるべきでは？

(5) アリピプラゾール OD 錠（24mg）を使用しては？

ハロペリドール血中濃度を測定したところ 12ng/mL と有効治療濃度（3 ～ 17ng/mL）内であったが，本症例の拒絶には効果に乏しく，さらなる増量を行うと悪性症候群のリスクが高まると考えられるため抗精神病薬オランザピンの筋注を 3 日間行った。

オランザピン筋注直前は亜昏迷状態で全く発語はみられなかったが，同注射により「バカ，やかましい」など発語あり，怒りの感情表出が出来るようになり，オランザピンは昏迷に有効と判定し同内服薬を処方。

【処方】　オランザピン OD（10mg）1 錠× 2 回　朝夕食後

拒薬に対しては，オランザピン OD を口腔内頬部に含ませ，同部を軽くマッサージを行うと吐き出す事なく服薬出来た。

その後食事に関しては 2 ～ 3 割摂取するようになって拒絶はとれ，OT 活動にも穏やかに参加するようになったが，再び食事は「いらんわあ」と言い水分も拒否する。

《入院 95 日目》

【第 2 回カンファレンス】

亜昏迷状態はオランザピンにより改善し疎通が可能となり，「グルー

プホームには帰りたくない。死ぬために食事はしない」というハッキリとした意思表示が確認された。このため治療方針を180度転換。

　(1)　グループホームには戻らなくて良い事を本人に伝える。

　(2)　点滴等本人が嫌がり，拒絶に繋がる医療行為は全て中止する。

　(3)　散歩などに連れ出す。

　(4)　自殺企図には注意する。

《入院116日目》

　看護師同伴で筆者が朝食を勧める。朝食もお茶も手を振って拒否する。

　(グループホームに帰らなくても良い事は分かっている？)「……」本人うなずく。

　(死にたいと思っているの？)「……」うふふっと小さく嗤う。

　表情は暗く，原因は不明であるが自殺願望のように思える。

　抑うつ状態を呈していると診断し，抗うつ薬であるエスシタロプラムを追加した。

【処方】(1) エスシタロプラム（10mg）1錠　昼食後
　　　　(2) オランザピンOD（10mg）1錠　夕食後

　エスシタロプラム処方2日後の夕食は，「いらんよ」と言うも介助すると全量摂取する。

　以後，ムラはあるが食事もある程度摂るようになった。

《入院127日目》

　最低35.7kgであった体重は38.2kgまで回復した。血液生化学検査値もほぼ正常化し，生命危機は去ったと思えた。

《入院132日目》

　開放個室病棟に転棟となる。

《入院 139 日目》

訪室すると仰臥位で開眼して寝ている。

（どうですか？）「……」

（まだ死にたいの？）「……ううぅ～」怒号を発する。

　表情は硬く，なお拒絶状態と思えるが，オランザピンは増量せず，不安緩和目的でクロナゼパムを追加した。

【処方】　(1) クロナゼパム（1mg）1 錠×2 回　朝夕食後
　　　　　(2) エスシタロプラム（10mg）1 錠　昼食後
　　　　　(3) オランザピン OD（10mg）1 錠　夕食後

　クロナゼパム処方前までは 2 ～ 3 割の食事摂取であったが，クロナゼパム処方当日の夕食は 8 割，翌日からは 3 食ほぼ全量摂取と劇的な拒食改善効果が認められた。

　その後急速に ADL（activity of daily living：日常生活動作）改善。体重も 50kg まで回復した。「グループホームに帰ってパンを作りたい」などの発言も聞かれ，施設への帰園を受け入れるようになっていった。OT 活動にパン作りを取り入れたところ，上手にパンを作られ，患者，スタッフから喝采を浴び非常に嬉しそうな笑顔がみられた。

《入院 9 ヵ月目》

　「（グループホームに）良くなって帰れる，いいね。嬉しい」と言い退院に至る。オランザピンは今後血糖上昇の可能性があるため，アリピプラゾールに置換した。

【処方】　(1) クロナゼパム（1mg）1 錠×2 回　朝夕食後
　　　　　(2) エスシタロプラム（10mg）1 錠　昼食後
　　　　　(3) アリピプラゾール（12mg）1 錠　夕食後

診療のポイント

　意に添わない抜歯を契機に，精神的に安定していた知的障害者に奇異行為が出現した。入院後はさらに精神症状が悪化し，亜昏迷状態，

長期拒食状態を呈し生命危機状況に陥った。拒薬のため，ハロペリドー
ルの点滴が施行されたが無効だった。糖尿病の既往があったが，拒食
状態で高血糖のリスクは低く，オランザピンを選択し昏迷は改善した。
おそらく抜歯による喪失体験による悲嘆の結果，自殺願望が生じ，そ
れらの症状には抗うつ薬，特に抗不安薬としてのクロナゼパムが著効
した。知的障害者が自らの思いを言語化出来ず，硬直した思考により
抑うつ・不安感情を生じ，このため拒食・拒絶状態を呈したものと推
察した。本人の呈する些細な言動から背景の精神症状を的確に診断し，
その精神症状に対応した薬物選択を行い治療する事がポイントである。

症例29　長期間引きこもりを続けた高機能自閉症の治療

　30 歳代男性。発育歴は以下の通り。発語が遅れ，3 歳位から発語する
ようになった。身体発達は普通。

　4 歳時の 1 年間は保育園に通う。保育園に行きたがらず，朝起きた時
から泣く。他の子供に比べ行動が遅く，学芸会ではモジモジ状態。砂が
手につくのを極端に嫌がった。プールが嫌いで，顔に水がかかるのを嫌
がった。鳥のぬいぐるみを常に持って放さなかった。

　5，6 歳時の 2 年間は幼稚園に通う。登園時の着替えに時間が掛かっ
ていた。入浴時タオルにこだわり，自分のお気に入りのタオルがないと
入浴出来なかった。衣服は 1 回でも着たら，必ず洗濯機に入れる。偏食
があり，野菜は全くだめだった。動物も苦手で相手にしなかった。

　小学校（普通学級）に進学してからも，"作文が書けない""絵が描けな
い"状態。家で TV ゲームをして過ごす事が多かった。学校から帰って
も，学校での事を母親に話す事はなかった。小学 5 年までは親と一緒に
入浴していたが，頭や体を洗う事を嫌がった。高学年になるにつれて，
人前で下を向く事が多くなった。人に対する関心がないような感じだった。

中学校（普通学級）では，2年夏までは卓球部に所属していたが，ただいるだけという存在。人を避けるようになった。国語，英語が苦手だった。

高校の時には，1年時，授業中トイレに行く事が出来ず，その場で失禁する。そのため担任が心配し脳神経小児科受診に至る。受診時，沈黙強く，診察でも家庭でもまったく声を出さない。高機能自閉症，場面緘黙と診断された。服薬は本人拒否のため行っていない。

登校は母親が教室の席まで送って行き，帰りは一目散に家に帰っていた。教室外の授業は，周囲の生徒が誘導して連れて行っていた。体育祭では，競技に参加出来ず，一日中テントの傍に立っていた。誘導しても動かない。昼食は教室の自分の席でパンを食べ，その場から動く事はなかった。学校でも口を利かないので対応に苦慮していたが，数学だけは成績が良かった。

高校卒業後は一般就労は困難なため，在学中に体験実習をした知的障がい者施設で神楽衣装の製作に従事する事となった。

治療経過

公共交通機関の利用が困難な事もあり，作業場への送迎は母親が行っていた。朝入浴するため，当初は10時半に出勤していたが，次第に遅くなり，午後3時出勤が増える。そしてついに出勤困難となり，家から一歩も出る事なく自宅にこもる。言葉が出ない，視線を合わせない，唯一会話をする母親とも単語のやり取りをする程度。両親に全面的に依存した生活を送っていた。主治医（筆者）往診にて年金診断書を作成した。

その後毎年1回，PSW（精神保健福祉士）同伴で往診し様子を伺っていた。次第に主治医に慣れ，表情も良くなり，主治医の体を手指でつつくなど親愛の情らしき仕草を見せるようになっていった。

往診を始めてから4年ほど経過した頃，家でドンドン壁を叩いたり，フライパンで電気コンロを叩き割ったり，急に自分の頭髪を引っ張るなど突発的な興奮があるため，両親，支援スタッフ同伴で受診。その4日

後に入院となる。

《入院当日》
急性期治療病棟閉鎖ゾーンに医療保護入院。
独歩で穏やかに入室。主治医が看護師同伴で訪室するとベッドに腰掛けている。抗精神病薬アリピプラゾール（3mg）1錠を看護師から手渡して服用を促すが，体を捻り後ろ向きとなり拒否する。
内服での治療不能と判断し，抗精神病薬ハロペリドール持続性注射剤（50mg）1Aを筋注した。看護師には，アリピプラゾール内服を根気よく勧めるように指示した。

《入院翌日》
拒食・拒薬の状態が続く。しかし，「拒絶の程度は減少している」と担当看護師は評価した。

《入院3日目》
拒食・拒薬は変わらず。
（早く帰りたい？）「……」（うなずく）
入院に至った理由を説明し，「食事・服薬をして早く退院しよう」と話す。
病院食に慣れさせるため，間食などの差し入れはせず，給食のデザートなど傷まないものはすぐに下膳しないでしばらく部屋に残して摂食の様子を観察するように看護師に指示した。

《入院4日目》
朝，看護師に促されて服薬する。拒食するが，水は飲む。

《入院5日目》
拒薬はなし。しかし拒食が続くため，母親に昼食だけ差し入れしても

らうように依頼した。同日，差し入れの食事を摂取する。病院食の主食をパンに変更。

　以後，主食はほぼ全量摂取するようになる。

《入院8日目》

　看護師同伴で入院時検査（胸部レントゲン・心電図検査）のため病棟外へ。その帰途，院内売店に寄りペットボトルなど自分で購入する。

　午後母親の面会があり，「ゲームと耳栓持って来て。いつ退院出来る？」と入院後初めての発語あり。

《入院9日目》

　朝，主治医が病室訪問すると布団を被り寝ている。呼びかけるとベッド上に起きる。「売店で何でも買って食べて良い」と伝える。何か変な声が聞こえていたのかと問うと，うなずく。幻聴など精神病性の症状に基づく不安感により，破壊，自傷行動を起こしたものと推察した。

《入院11日目》

　ナースステーションの前をウロウロ行ったり来たりする。看護師が「どうしましたか？」と尋ねても返答しないため，「口に出して言わないと分かりませんよ」と返答を促すと，「外を歩きたい」と発語あり。看護師同伴で近くの海岸まで散歩に出掛ける。散歩の帰りに病院の体育館に寄ると，卓球台を見つめるため，卓球に誘うと応じた。

《入院12日目》

　拒絶は消失し，疎通性が改善したため，神楽の刺繍道具を病院に持参してもらい，リハビリテーションの一つとして取り組んでもらう事にした。

《入院13日目》

　自発的にスタッフに話しかけたり，散歩や売店に行きたいとの要望を

口にしたりする事が出来た。同日夜廊下をウロウロ徘徊する。当直医は，アカシジア（参照10）と診断し，ビペリデン筋注施行。症状は改善した。

　その後数日間しばしばアカシジアが出現，初回のビペリデン筋注が著効した事もあり，その度に患者自らビペリデン筋注による治療を「注射打って」と言葉を発して希望するようになった。その対応を巡り本人・治療者間の良好な信頼関係が醸成され，発語が促進される一助となった。

《入院16日目》
　アカシジアが持続するため，抗コリン薬トリヘキシフェニジルを追加処方した。
【処方】（1）アリピプラゾール（3mg）1錠　夕食後
　　　　（2）トリヘキシフェニジル（2mg）1錠×2回　朝夕食後

参照10

アカシジア（akathisia：着座不能症）

　アカシジア（akathisia：着座不能症）は，抗精神病薬の錐体外路系副作用の一つ。ジッとしている事が出来ず，ウロウロ歩き回り苦痛を伴う。自閉や妄想など病識を欠く自我同化的精神症状と異なり，苦痛を伴う自我異化的症状であるため，本人が症状を自覚出来る。

《入院22日目》
　診察時，主治医の正面に座る。表情明るく，視線を合わせる事が出来る。食事をしっかり食べるように言うと，うなずく。発語はないものの，疎通は著明改善している。

《入院25日目》
　両親と面接。主治医より「穏やかに入院生活を送る事が出来，対人接

触性は劇的に改善した」と報告。

　今後の方針として，以下 3 点について両親に協力を求め，了解を得た。

（1）病院から家まで徒歩で外出する（15 分程度）。

（2）スーパーマーケットに一人で買い物に行けるように導く。

（3）単身で生活出来るスキルを身に付けさせる。

《入院 38 日目》

（足がムズムズしたり，じっとしていられずに歩き回ったりするのは，どうですか？）「良くなりました」

　初めて主治医に言語的返答をした。

　以後，外泊時も情動は安定しており，その後も順調に経過し，スーパーマーケットに一人で買い物にも行けるようになった。

《入院 71 日目》

抗精神病薬に関してはアカシジアとの関連で，アリピプラゾールを 1.5mg から 6mg まで増減したが，1.5mg では疎通不良となり，6mg ではアカシジアが出現するため，最終処方は次の通りとした。

【処方】　アリピプラゾール（3mg）1 錠　朝食後
　　　　　エスシタロプラム（10mg）1 錠　朝食後
　　　　　クロナゼパム（1mg）1 錠　朝食後

《入院 79 日目》

ケア会議にて退院後のスケジュールの話し合いを行った。

　作業所スタッフは「以前の通所では個室で作業を行わせていたが，今回の体験通所では，多人数の部屋での作業に適応出来，色々な作業をしてみたいとも口にするので，自閉症状が改善していると思う。とても驚いた」と発言される。

　本人は言葉少なではあるが，『発言したり』『うなずいたり』で意思表示が出来た。以前は作業所の通所は親の送迎であったが，送迎バスまで

は自宅から一人徒歩で行く事（15分程度）が決まる。2週後の外来受診
を約束して同日退院とした。

《退院後3ヵ月経過》

　母親と一緒に2週間毎に受診している。作業所の送迎バスまで一人徒
歩で行っている。「日用品も独力で買いに行き，自立した生活が出来て
いる」と母親は話される。

　本人との意思疎通は，問いかけに対する『うなずき』と多少の発語で
可能となっている。

診療のポイント

　幼少時より極めて適応状態の悪い高機能自閉症青年が長期間自宅に
こもっていたが，幻聴・興奮など精神病状態を呈したため入院治療に
導入された。

　入院時は拒食，拒薬で強い拒絶状態であったが，ハロペリドール持
続性注射剤にて拒絶状態が改善した。その後抗精神病薬アリピプラ
ゾールを主剤とし，エスシタロプラム（こだわり改善），クロナゼパ
ム（不安改善），トリヘキシフェニジル（アカシジア改善）を加え薬
物治療を行ったところ，精神病症状のみならず，自閉症の中核症状で
ある自閉，対人的接触性も改善し，入院前よりも高い社会適応能力レ
ベルに至った。この治療効果は主にはアリピプラゾールによるものと
思われる。アリピプラゾールは2016年に自閉症スペクトラムに伴う
易刺激性への効能追加が承認されたが，本症例では中核症状の自閉に
も有効と考えられた。

　薬物奏効時に，看護師の適切な介入や，知的障がい者施設の支援者
との緊密な連帯により，『生活圏を拡大させる試み』をした事で，劇
的な改善が得られたのであろう。

第**6**章

てんかん関連

症例30　暴力を伴う難治性てんかん

　20歳代男性。中学2年時より痙攣発作があり神経内科で加療。18歳からてんかん専門病院で治療を受けている。最近，街中で金属バットの素振りをするなどの奇異行動や，それを注意した家族に手をあげるなど粗暴な行為が目立つようになったため当院受診に至る。

初診時

　てんかん治療は引き続き専門病院で行う事とし，当院では攻撃性などの精神症状を治療目標に薬物療法を行う事とした。

【処方】　リスペリドン（2mg）1錠　夕食後

治療経過

《3ヵ月後》

　依然攻撃性は続いている。特にCDやお菓子を欲しがって困ると家族から訴えがあった。てんかん発作はコントロール不良。

　リスペリドン（2mg）から，より静穏効果の強いオランザピンに処方変更した。

【処方】　オランザピン（5mg）1錠　夕食後

　この後，攻撃性は抑制された。

《5ヵ月後》

　てんかん治療の主治医から，てんかん発作コントロールのため抗てんかん薬フェノバルビタールを増量していくので，当院にて血中濃度測定を行いフォローして欲しいと依頼があった。

　フェノバルビタールの増量が行われ，一日量180mgの高用量になったが，フェノバルビタール血中濃度は低値のままで治療有効濃度に達しなかった。てんかん発作コントロールは依然不良。

　フェノバルビタールのてんかんに対する治療量は30〜200mgとされ

ているが，大半の症例では90mg以下で治療有効濃度に達する。180mg
はてんかん専門病院の主治医も大量であるとの認識の下に徐々に増量さ
れたが，本人の服薬状況が未確認であったので，拒薬による血中濃度低
値と判断されなかったものと思われる。

《10ヵ月後》

最近は父親にまで暴力が出て困るとの訴えで受診に至る。

どのような場合に暴力が出るかと家族に尋ねたところ，家族の目の前
で薬を飲むように言った時に暴力が出る由。本人に聞くと「両親が薬を
飲めと言うので腹が立つ」「薬を飲むとふらつく」と訴える。

この時点での抗てんかん薬（一日量）は，フェニトイン（275mg），
カルバマゼピン（400mg），フェノバルビタール（180mg）であった。
通常の倍量のフェノバルビタールが処方されているにも関わらず血中濃
度は依然治療有効濃度に達せず，ふらつきなどの副作用が前面に出てい
たため，フェノバルビタールを半分量にしようと提案したところ，険し
かった本人の表情は途端に和らいだ。

父親に本人の暴力は薬物の副作用から自分自身を守る防衛反応である
事を説明したところ納得される。本人にも医者は君の味方なので自分の
要望ははっきり言って，その代わりきちんと服薬する事を約束させた。
また，保護者からてんかん治療も精神症状の治療も当院で行って欲しい
と希望されたため，催眠作用の少ないバルプロ酸ナトリウム（1,000mg；
デパケン®シロップ20mL）単剤で治療を開始する事とする。

その後フェニトイン（200mg；10％アレビアチン®散2g）を併用し，
以後血中濃度は治療有効域に収まるようになった。

最終処方（一日量）は，バルプロ酸ナトリウム（1,000mg；デパケ
ン®シロップ20mL），フェニトイン（220mg；10％アレビアチン®散
2.2g），レベチラセタム（1,000mg）。てんかん発作のコントロールは多
少の自動症はあるものの許容範囲となる。

粗暴行為は一旦終息したためオランザピンを中止したところ，再び街

中で粗暴行為があったためアリピプラゾール内用液（6mL）を追加処方
した。
　以来，暴力もなく6ヵ月以上経過している。

診療のポイント

　本症例は，処方薬の副作用から服薬が遵守されず，血中濃度が上昇
しなかったケースである。
　服薬状況を確認せずに血中濃度値だけで判断して，薬物増量を行う
事は極めて危険である。また，確実な服薬のために水薬や散剤を用い
る事が有効な場合もある。
　副作用で患者を苦しめる事のない薬物療法を行い，信頼出来る患者・
医師関係を築く事が大切である事を痛感した症例である。

症例31　動悸を主訴に受診したてんかん（情動発作）

　20歳代女性。社会人となり3年目。数年前（2, 3年前？）より動悸
が始まった。きっかけ，発病状況は覚えていない。仕事を始めた頃から
ストレスを感じる事はあったが，ストレスには強い方だと述べる。
　睡眠時間は仕事上不規則とならざるを得ない。動悸は疲労度に関係な
く出現する。動悸は何となく精神的なものから来ているのではないかと
思って当院を受診した。

初診時

　問診表に「動悸数年前から」とだけ記載あり。病歴からは不整脈が疑
われる。「色々な感情が湧き上がった時に動悸は起きるような気もする
が，発症状況ははっきりとは分からない」と述べる。
　症状としては「胸がドキドキして不安な感じ。周囲からの言葉が入っ

て来るが，抜けて行く。ドキドキするので，それに集中して入って来ない感じ」であるが仕事に支障はない。自分で脈をみて不整脈があるのは分かると言うが，診察時には不整脈は認められない。

　精神疾患としてはパニック障害を疑ったが，初発時の状況をまったく覚えておらず，パニック障害は否定的。

　神経症傾向や精神病的な印象をまったく受けないため，「動悸が主訴で内科ではなく何故精神科を受診したのか」と改めて聴くと，動悸出現時「何とも言えない不快感がある」ので当院を受診したと言う。この一言で情動発作（ictal emotion）を疑い脳波検査を行った。

　脳波検査時，発作を起こし，不規則な棘徐波複合（irregular spike & wave complex）を検出する事が出来，てんかんと診断。また同時記録された心電図では不整脈は認めなかった。

　抗てんかん薬であるバルプロ酸ナトリウム（セレニカ®R, 400mg）1錠・昼食後を処方，身体疾患の除外のため，ホルター心電図（24時間継続モニター心電図）を行おうと提案，次回診察予約とした。

　以後，受診なく，その後は不明である。

診療のポイント

　本症例の診断に際しては，最初は精神的な原因で生じる不整脈やパニック発作を疑った。

　しかし仕事に支障を来さず，神経症的傾向も認めない症例の精神科受診に違和感を覚えた。受診理由を再度問うたところ「何とも言えない不快感を伴う動悸である」との言質を得た事から「情動発作」を疑い脳波検査を行った。

　てんかんの場合脳波検査で発作波が出現しない場合の診断確定は困難だが，明らかな発作波の出現があれば診断は確定される。不整脈は発作時には出現しておらず，発作時の意識変容により，動悸と自覚された可能性がある。適切な問診により，脳波検査を行った事で確定診断に至った。

第**7**章

統合失調症関連

症例32 超早期に治療導入された統合失調症

　30歳代女性。会社員。既婚で二子あり。2日前から不眠となり当院初診に至る。

初診時
　夫同伴で来院。1ヵ月前から肩がビクッとするので変だなと感じた。「職場も変わり，慣れないので緊張しているのか」あるいは「3ヵ月前にショックな出来事があり，その事を引きずっているのか」などと思い悩む。
　一昨日背後で上司が自分の事を非難する声が聞こえて来て，その事を考えて不眠になった。昨日から食欲もなく，気分はどんどんと落ち込む。しかし日内変動はなし（うつ病では日内変動がある場合が多い）。
　時に涙ぐみながら，はきはきと語る。疎通性は良い。
　初診医は神経症性不眠症と診断し，睡眠導入剤を処方した。
【処方】　ゾルピデム（5mg）1錠　就寝前

治療経過
《3日後》
　再び夫同伴で再診。この日より筆者が主治医となる。薬（ゾルピデム）を飲むようになって寝つきは良いがすぐ目が覚めるとの事。
　初診時の「背後で上司が自分の事を非難する」というエピソードを幻聴ではないかと考え，質問した。
　（人がいなくても声が聞こえる事はありませんか）「はい，聞こえます」
　（3ヵ月前の出来事が大きなストレスになっていると思いますか）「はい。それに加えて職場の人間関係が上手くいってない事もあります」
　（上司とですか）「いえ，皆と上手くいってないと思います」
　具体性に欠けるこのような訴えは精神病症状を疑う。
　（混乱しておられますか？）「はい。考えがまとまらずに仕事がやりに

くいです」

次に夫に質問した。

（奥さんは独り言〔独語〕を口にされませんか）「前からあります。今は家では塞ぎこんでいます」

問診の結果，幻聴（上司の悪口）と思考障害（考えがまとまらない）が認められたため，統合失調症の初期症状と診断し抗精神病薬を次のとおり処方した。

【処方】　アリピプラゾール（6mg）1錠　就寝前
　　　　　ゾルピデム（5mg）1錠　就寝前

また同日，職場宛に『1ヵ月間休療加療を要する』との診断書を作成した。

《10日後》

薬は飲んでいる。しかし気分にムラがある。

幻聴がはっきりしたのは初診の2日前。職場で「自分の態度について」の悪口が聞こえてきた。まだ声が入ってくる。人の言葉か自分の言葉か分からなくなると訴える。

《16日後》

表情は穏やかになっている。薬を飲んで夜は良く眠れるようになったが，日中が落ち着かない。子供への対応が上手く出来ない。幻聴はまだ時々ある。抗精神病薬を増量した。

【処方】　アリピプラゾール（6mg）2錠　就寝前
　　　　　ゾルピデム（5mg）1錠　就寝前

《30日後》

睡眠にムラがある。朝，頭が重い。日中そわそわする。歩き回る時もある。薬が増えてソワソワが増えたと思うと夫は話される。

抗精神病薬の副作用であるアカシジアと診断し，拮抗薬であるクロナ

ゼパムを追加処方する。

【処方】（1）クロナゼパム（0.5mg）1錠×2回　朝夕食後
　　　　（2）アリピプラゾール（6mg）2錠　就寝前
　　　　　　ソルピデム（5mg）1錠　就寝前

《70日後》

その後も症状の改善が十分でないため，主剤を変更した。

【処方】（1）クロナゼパム（0.5mg）1錠×2回　朝夕食後
　　　　（2）オランザピン（5mg）1錠　就寝前
　　　　　　ソルピデム（5mg）1錠　就寝前

以後，次第に症状改善する。

《4ヵ月後》

　病状は安定している。復職に際しての診断書を提出したところ，職場より今後に向けた本人への対応について話し合いを持ちたいとの申し入れがあり，職場関係者と復職に際しての留意点について意見交換を行った。

《5ヵ月後》

復職訓練を経て通常業務に復帰した。

《復職2年後》

主剤のオランザピンは漸減し，最終処方は次の通り。

【処方】（1）クロナゼパム（0.5mg）1錠×2回　朝夕食後
　　　　（2）オランザピン（2.5mg）0.5錠　就寝前
　　　　　　ソルピデム（5mg）1錠　就寝前

《復職3年後》

仕事も育児もこなし順調に経過している。

診療のポイント

　統合失調症の予後を良好とするためには，DUP（duration of untreated psychosis：未治療精神病期間）を最短にする事が最も重要であると言われている。

　本症例は前兆（肩のピクツキ）から1ヵ月，明らかな幻聴の発症から数日と言う極めて早期に治療導入された稀な症例である。復職までに5ヵ月を要したものの，仕事も育児も可能となった。病前と比べ多少易疲労性を認めるものの，完全寛解（症状の消失）に至っている。

　復職に際して職場関係者と主治医の話し合いを設けた事で統合失調症に対する職場の理解も得られ，良好な予後に貢献したものと考えられる。

症例33　入院治療を要する若年初発統合失調症

　17歳女性。高校に入学し寮生活を始めたが，強いストレスを感じ半年で寮を出て，祖父母と生活している。

　高校2年進級頃から頭痛，息苦しさが出現した。同年7月からはA病院精神科に通院し，統合失調症としてアリピプラゾール（6mg），プロペリシアジン（10mg），ニトラゼパム（5mg）などを処方されている。

　高校3年になり，不安感強く，同居の祖父母に対して「男がきらい」「じいちゃんを殺す」「誰でもいいから殺したい」などの発言を繰り返し，自室に引きこもっている。幻聴も一日中ある様子。吐き気，嘔吐もある。

　不安で一人では眠れず，祖母に一緒に寝てもらっているが，眠りが浅く疲れがとれない状況。かかりつけ内科医からの紹介により入院希望で同年6月当院初診に至る。

初診時

　祖母同伴。幻聴が激しく，些細な事で興奮して暴れるので入院させて欲しいと祖母は希望される。本人は泣いており，不安・恐怖状態。「苦しいので入院したい」と訴えるが，急性期治療病棟が満床のため入院予約とし，オランザピン（5mg，夕食後），ニトラゼパム（10mg，就寝前）を処方した。

　2日後，急性期治療病棟閉鎖ゾーンに入院となった。

治療経過

《入院初日》

　初診時よりは，かなり落ち着いている様子。「イライラする」「物忘れが激しく，物の置き場がわからなくなり，ウロウロ探しまくる」と訴える。薬物療法は初診時処方を継続とした。

　入院後は順調に回復し，第5病日にはホームシックになると言うため2泊3日の外泊とし，帰院後は同病棟の開放ゾーンに転室とした。

　リハビリ活動としては作業療法棟での手工芸を中心としたプログラムを行った。最初は塗り絵，絵手紙（祖母への手紙を作成し，祖母が喜んでくれたと笑顔で話す），マスコット人形作り，など次第にレベルの高いものに挑戦し，自信をつけてきた。

　時には泣いたり，落ち込んだり，ホームシックになったりしながらも順調に回復し12日間入院で退院となりデイケア通所とした。

診療のポイント

　入院を必要とする興奮と攻撃性を示し，若年発症で適応障害傾向を示す難治例と思われた統合失調症患者がわずか12日間の入院で寛解退院に至った。

　急性期治療病棟の保護的環境やリハビリ活動が回復過程にある程度貢献したと思われるが，この症例の場合アリピプラゾールをオランザピンに処方変更した薬物選択が最も効果的で，薬物療法の比重が大で

あったケースと考える。そこで筆者の統合失調症患者に対しての薬物
療法の治療指針を参考までに付記しておく（参照 11）。

参照11

統合失調症患者の薬物療法指針

　まず筆者の薬物療法の原則を簡潔に述べる。抗精神病薬の処方に際しては，
幻覚妄想状態や，精神運動興奮状態など精神症状の状態像の診断を重視する。
そして現在の状態像から推察される「覚醒水準」を最重要視する。急性期に
大量投与を行う必要があっても，次第に鎮静し，覚醒水準が低下してくると，
眠気，ふらつき，構音障害などの行動毒性が出現してくる。標的症状と行動
毒性を指標に 1 〜 2 週毎に徐々に減薬を行い，最少有効量を維持量とする。
　非定型薬時代の現在では下記表に示したような原則により薬物療法を行っ
ている。症例 33 は難治例であり，アリピプラゾールよりもオランザピンが
有効と考え，処方し著効したと考える。

	第一選択	第二選択
激越	ゾテピン	ブチロフェノン系 プロペリシアジン
	Augmentation：炭酸リチウム，バルプロ酸ナトリウム	
非激越	リスペリドン スルピリド アリピプラゾール	難治例 　オランザピン QOL 向上 　ペロスピロン 　アリピプラゾール EPS 脆弱例 　ペロスピロン 　クエチアピン

EPS：extrapyramidal symptom（錐体外路症状）

第**8**章

ジスキネジア・ジストニア関連

症例34　統合失調症患者の突然の右手指振戦

　60歳代男性。中学卒業後就職したが，他者への暴力行為があり職場を転々とした。21歳時行方不明となり，発見時は興奮状態を呈し，当院に初回入院となる。

　以後，18回入退院を繰り返したが，40歳代には外来通院のみで安定し，軽作業にも従事していた。処方はこの20年以上，スルピリド（800mg），オキサゾラム（4mg），ブロチゾラム（0.25mg）で固定されていた。

症状・経過

　「急に右手が震えるようになった」と訴えがあったため，外来担当医は遅発性錐体外路症状と考え，クロナゼパム（0.5mg）を追加した。しかし症状の改善がみられないため，クロナゼパムを1mgに増量したが症状は持続した。

　3ヵ月後，手の震えは増悪，またカッとなりやすく暴力行為に及ぶため，かつての主治医である筆者の診察日に受診された。口舌ジスキネジア（もぐもぐ運動）もあり，遅発性ジスキネジアと診断，トリヘキシフェニジルを除去し，処方をバルプロ酸ナトリウム（1,200mg），クロナゼパム（1mg），レボメプロマジン（25mg），ブロチゾラム（0.25mg）とした。処方変更3日目，振戦（手の震え）や口舌ジスキネジアは完全に消失した。

　処方変更14日目，構音障害（呂律不良）があるため，レボメプロマジン過量と判断し同薬を減量した（25mg→10mg）。

　以後錐体外路症状は消失し，「カッカッとする」事もなく精神的にも安定して軽作業にも従事出来ている。

診療のポイント

　この症例は統合失調症というよりも知的障害の興奮状態の要素が

強く（幻覚妄想などは発症以来認めていない），スルピリドのような強いドパミンブロック作用は治療には本来不必要であったのかも知れない。「手が震えるようになってカッカッしやすくなった」のはsupersensitivity psychosis（過感受性精神病），すなわち，多剤併用や抗精神病薬の長期投与により薬に対して耐性が出来てしまう状態になっていた可能性も考えられる。

　抗コリン薬を除去し，錐体外路症状惹起作用の少ない薬物に処方変更する遅発性ジスキネジアと同様な治療をする事がポイントであった。

　またバルプロ酸ナトリウムはこのような症例の興奮性を抑えるのに最適な薬物であろう（参照12）。

参照12

遅発性ジスキネジアの治療

　ジスキネジアとは神経学的症候のひとつであり，不随意運動の一種である。その中でも抗精神病薬を長期服用している患者に起きるものは遅発性ジスキネジアと呼び，自分の意思とは無関係に口唇をもぐもぐさせたり舌を左右に動かしたりといった異常な動きを特徴とする。

　治療としては，抗コリン薬が使用されている場合はまず除去する。

　そして抗精神病薬を錐体外路症状惹起作用の少ない薬物に置換する（クエチアピン，アリピプラゾール，レボメプロマジンなど）。その上で抗精神病作用が不十分であれば，バルプロ酸ナトリウム（抗てんかん薬）や炭酸リチウム（気分安定薬）などを Augmentation として追加処方する。

　治療薬としてはクロナゼパム（リボトリール®）1 〜 4mg，クロニジン（カタプレス®）150 〜 300μg を単独または併用投与する（保険適用外使用）。

症例 35　激しい口舌ジスキネジアによる嚥下・服薬不能例

　70歳代女性。若い頃から過量飲酒があり、入退院を繰り返していた。次第に認知症状が進行し、現在は福祉施設に入所している。幻覚妄想状態を呈するため、クリニックより抗精神病薬が投与されるようになったが、2ヵ月前から小刻み歩行になり、再三転倒するため、抗精神病薬が中止された。

　一時的に歩行は改善したが、1ヵ月前より激しい口舌ジスキネジアで嚥下不能の状態が次第に増悪、当院紹介入院に至る。

治療経過

　入院後、口舌ジスキネジアの治療薬（参照12）としてクロナゼパム（2mg）、クロニジン（150μg）が処方されたが、舌の突出運動のため、ほとんど服薬出来ず、口舌ジスキネジアは全く改善されなかった。入院10日後にカンファレンスが持たれ、注腸で同薬を投与する提案を行った。注腸の翌朝は劇的にジスキネジアは軽快し、経口で内服が可能となった。その後ジスキネジアは再燃したが、以前ほどの激しいものではなかった。

診療のポイント

　ジスキネジアの治療については参照12に述べたが、本症例のように内服不可能な重度ジスキネジアの場合、薬物投与ルートとして、薬剤を微温湯で溶解または懸濁し注腸する事は有用である。

　また、てんかんの重積発作の場合、当院ではバルプロ酸ナトリウム（デパケン®シロップ）を注腸で投与しているがこの方法も極めて有用である。

症例 36　オランザピン長期投与中に発症した　急性ジストニア

60 歳代男性。20 歳時の時に躁うつ病を発病して以来，病院入院や施設入所を繰り返しており，1 年前より当院 10 回目の入院中である。今回入院時はうつ状態を呈していた。

入院時処方は次の通り。

【処方】　(1) バルプロ酸ナトリウム（200mg）2 錠× 2 回　朝夕食後
　　　　　　　クロナゼパム（1mg）1 錠× 2 回　朝夕食後
　　　　　　　ミルナシプラン（25mg）1 錠× 2 回　朝夕食後
　　　　　(2) クエチアピン（100mg）1 錠　就寝前
　　　　　　　フルニトラゼパム（2mg）1 錠　就寝前

治療経過

《入院 1 ヵ月目》

次第に活動的となり軽躁状態を呈するため，抗うつ薬のミルナシプランを中止した。

その後も軽躁状態ではあるが，トラブルなく病棟に適応していた。

《入院 6 ヵ月目》

調子が高く，不眠。他患者とトラブルがあるためクエチアピンからより強力な鎮静効果のあるオランザピンに処方変更した。

【処方】　(1) バルプロ酸ナトリウム（200mg）2 錠× 2 回　朝夕食後
　　　　　　　クロナゼパム（1mg）1 錠× 2 回　朝夕食後
　　　　　(2) オランザピン（10mg）1 錠　就寝前
　　　　　　　フルニトラゼパム（2mg）1 錠　就寝前

処方変更後，間もなく落ち着きトラブルなく安定して病棟生活を送れるようになった。

《入院7ヵ月目》

攻撃的となり，他患者とトラブルを起こしたり，火災報知器を押したりするなど不穏状態を呈するため，閉鎖病棟に転棟とし，オランザピンを増量した。

【処方】　(1) バルプロ酸ナトリウム（200mg）2錠×2回　朝夕食後
　　　　　　　クロナゼパム（1mg）1錠×2回　朝夕食後
　　　　　(2) オランザピン（10mg）2錠　就寝前
　　　　　　　フルニトラゼパム（2mg）1錠　就寝前

以後も落ち着かず迷惑行為を繰り返すため，抗精神病薬ゾテピンを最大で100mg追加処方すると次第に落ち着いた。

《入院8ヵ月目》

ゾテピンは中止し前記処方で安定した。

その後，これまでの本人の不安定状態からは考えられないほどの安定した寛解状態が持続していた。

《入院12ヵ月目》

オランザピン投与開始から6ヵ月経過。午後から体幹が急に右に傾き（上体が40度位屈曲），支えないと倒れるほどのジストニアが出現。4ヵ月間処方変更がない状況下で突発発症したジストニアであり，通常は遅発性ジストニアを疑うべきではあるが，

　(1) 遅発性錐体外路症状の治療薬であるクロナゼパムはすでに処方されている。

　(2) 遅発性ジストニアであれば発症は緩徐であるが，本症例の発症は突発性である。

といった理由から急性ジストニアを疑いビペリデン（5mg）1Aの筋注を行った。同薬注射30分後，ジストニアはかなり改善し，支えがなくとも歩行可能となった。ジストニアはオランザピン投与により惹起されたものと考え，オランザピンを錐体外路症状惹起作用の弱いクエチアピ

ン（100mg）に置換した。

　その後軽度体幹の傾きは認められたが，処方変更後7日目には完全に姿勢異常は消失した。筋肉障害の程度を筋原性酵素である CPK（正常値 56 〜 244 IU）を指標として，測定してみた。ジストニア発症当日は 1,007 IU と高値を示した。3 日目 1,009 IU，7 日目 361 IU，14 日 378 IU，30 日目 119 IU（正常化）。

《急性ジストニア発症 5 ヵ月後》

　ジストニアを含む錐体外路症状は全く認めていない。

診療のポイント

　ジストニアは筋緊張を調節する大脳基底核の機能障害により，身体の一部または複数の部分の筋肉が不随意に収縮し，全身または身体の一部にねじれ・硬直・痙攣などが生じる運動障害である。

　ジスキネジアが薬剤による不随意運動であり，口周辺や舌の異常な運動や舌のもつれを特徴とするのに対し，ジストニアは筋肉の緊張異常であり，身体の捻転や反復運動，姿勢異常を特徴とする。

　急性ジストニアは急速なドパミン受容体のブロックにより惹起され，抗精神病薬の投与初期か同薬の増量時に発症し，抗コリン薬であるビペリデン（アキネトン®筋注）が著効する。本症例はオランザピン（20mg）処方 5 ヵ月間という長期投与下に突然発症し，ビペリデンが著効し，クエチアピンに置換する事でジストニアの再燃がない事から「急性ジストニア」との診断が妥当と考えた。この極めて稀なジストニアの発症機序としては，躁状態が消失して寛解期間が長期続いたために相対的に抗精神病薬が過量投与の状態に至り発症したものと考えた。急性ジストニアを難治性の遅発性ジストニアに移行させない事が最重要課題であり，このような場合は抗コリン薬を追加処方すべきではなく，錐体外路症状の惹起作用の少ない薬物の最少有効量に処方を変更する事がポイントであろう。

症例 37　抗パーキンソン薬の副作用で幻覚妄想，興奮，ジストニアを呈した認知症

　80歳代男性。7年前パーキンソン病発症。その後認知症，慢性硬膜下血腫（術後）を合併し加療。近年は，パーキンソン病の進行により頻回に転倒したり，幻覚・妄想など精神症状もみられたが，デイサービスを利用しつつ自宅生活を送っていた。

　1週間前より，易怒性，易刺激性が亢進，また不随意運動も増えデイサービス適応困難となったため，かかりつけ医より当院へ紹介となる。抗パーキンソン薬としてレボドパ・カルビドパ水和物（メネシット®100mg）8錠（1日5回に分割服用），その他睡眠導入剤ラメルテオン，抑肝散，五苓散，便秘治療薬，高尿酸血症治療薬など計8剤が処方されていた。

初診時

　妻・息子同伴で受診。会話は可能。首が曲がり，ジスキネジア，ジストニアが認められる。筋剛直なし。歩行はスムーズで手の振りも良く，パーキンソン症状は軽度であった。

　一連の症状は，抗パーキンソン薬メネシット®過量による副作用と考えられたが，幻覚妄想はアルツハイマー型認知症の周辺症状（BPSD）を，首が曲がる（ジストニア）・不随意運動（ジスキネジア）は，本態性振戦（原因不明のふるえのみが症状の疾患）合併の可能性も視野に入れた。入院で薬物調整する事として，紹介医には以下のように返信した。

　『診断：アルツハイマー型認知症（BPSD），パーキンソン病（または本態性振戦合併疑い）。

　上記にて入院加療により薬物調整と致します』

　入院時処方はメネシット®を中止し，レボドパとした。

【処方】　（1）レボドパ（250mg）1カプセル×3回　毎食後
　　　　　（2）クロナゼパム（0.5mg）1錠×2回　朝夕食後
　　　　　（3）ラメルテオン（8mg）1錠　就寝前

《入院翌日》

興奮はないが，小刻み歩行著明で歩行困難となる。レボドパ一日量750mg から 1,500mg へ増量した。

《入院3日目》

デイルームで穏やかに過ごしている。車椅子の固定バンドを外してくれと言われるなど疎通は良好。減薬（レボドパ単味剤への切り替え）によるものか，クロナゼパムの薬効によるものかは不明だが，躯幹の不随運動なし。入院前の不随意運動は，本態性振戦というよりはレボドパの過量による薬原性副作用と考えられた。

《入院8日目》

デイルームにて車椅子上で眠っている。食事摂取が不良となる。クロナゼパムによる過鎮静と考え，クロナゼパムは中止した。

その後，ADL は改善し，摂食良好となった。幻覚・妄想はなく，穏やかに過ごされた。若干小股歩行がみられたが，自力歩行可能で自宅での生活に支障のないレベルまで改善した。

《入院18日目》

自宅退院に至る。退院時処方は次の通り。

【処方】（1）レボドパ（250mg）2 カプセル×3 回　毎食後
　　　　　　酸化マグネシウム（330mg）1 錠×3 回　毎食後
　　　　（2）ラメルテオン（8mg）1 錠　就寝前

また，紹介医への情報提供書には以下の通り記載した。

『診断：アルツハイマー型認知症・パーキンソン病。薬物調整にて，幻覚妄想状態，パーキンソン病，共に改善し退院と致しました。精神症状や不随運動はメネシット®過量処方による薬原性と考えました』

診療のポイント

　長期にわたるパーキンソン病の増悪・幻覚妄想状態・易刺激性・不随意運動（ジストニア，ジスキネジア）などの多彩な症状が薬物調整で全て改善した。18日間の入院加療でADLは自立となり，自宅退院となった。

　メネシット®とレボドパは本質的薬理作用に違いはない。しかし，メネシット®はレボドパと末梢性代謝酵素阻害薬の合剤であり，血中レボドパ濃度が長時間維持され，脳内移行量も多くなる。メネシット®とレボドパの血中レボドパ濃度を比較すると，メネシット®の方が4〜5倍高くなると報告されている。したがって，本症例の，メネシット®（100mg）8錠からレボドパ（250mg）6カプセルへの処方変更は，3分の1量程度の減薬に相当すると考える。

　本症例の副作用は全て既知の副作用であるが，精神症状を認知症の精神症状として抗精神病薬で治療せず，まずは副作用による症状であろうと一元的に考え，単純な減薬で対応した事により早期に良好な治療効果が得られたと考える。

症例38　誤った治療戦略により難治化した双極性障害の遅発性ジスキネジア

　50歳代男性。大学卒業後両親の経営する小売業の手伝いをしていたが，26歳時うつ病を発症。地元の精神科に2週間入院。その後躁うつの病相あり，2回の入院歴がある。

　42歳以降，軽躁エピソードはない。43歳時アリピプラゾールの服用を開始したが，4カ月後，眼瞼けいれん（Meige dystonia：メージュ症候群）発症。同薬を中止したが改善せず，ボツリヌストキシン治療により消失した。

　46 歳時アリピプラゾール 6mg より再開。その後同薬 3mg に減薬。48 歳時遅発性ジスキネジアが出現したため同薬を中止し，ジスキネジアの治療として脳機能改善薬チアプリド（25mg）3 錠が処方された。同時に神経内科を受診し，ビペリデン，ラモトリギン，ガバペンチンなどが処方されたが無効であった。食事も困難であり，当院のブログを見られ，遠隔地より受診，入院された。

初診時

　単身で来院。「最近，ブロナンセリン処方され辛かった」と訴えられる。持参薬より遅発性ジスキネジア惹起可能薬としては，チアプリド（200mg），ブロナンセリン（4mg）が疑われた。

　治療薬としてクロナゼパム（0.5mg）が処方されていた。

　眼瞼けいれん，口舌ジスキネジア共に認められ，メージュ症候群と診断した。筆者の推奨する遅発性錐体外路症状の治療薬及び双極性障害の治療薬を次の通り処方した。

【処方】　(1) クロナゼパム（1mg）1 錠×2 回　朝夕食後
　　　　　　　バルプロ酸ナトリウム（200mg）2 錠×2 回　朝夕食後
　　　　　(2) ミルタザピン（30mg）1 錠　就寝前
　　　　　　　ニトラゼパム（10mg）1 錠　就寝前

治療経過

《入院翌日》

「すっかり楽になりました」

食事も全部食べた。構音障害も消失している。

不眠を訴えられるため，ラメルテオンを追加処方した。

《入院 6 日目》

　持参の高血圧治療薬を除去して血圧測定を行っていたが，高血圧が認められるため，高血圧治療薬でジスキネジアの治療薬でもあるクロニジンを追加処方した。

【処方】（1）クロナゼパム（1mg）1錠×2回　朝夕食後
　　　　　　　バルプロ酸ナトリウム（200mg）2錠×2回　朝夕食後
　　　　　　　クロニジン（0.075mg）1錠×2回　朝夕食後
　　　　（2）ミルタザピン（30mg）1錠　就寝前
　　　　　　　ニトラゼパム（10mg）1錠　就寝前
　　　　　　　ラメルテオン（8mg）1錠　就寝前

　以後処方変更は行わず，メージュ症候群，躁うつ病相，高血圧症をモニターしたがいずれも安定した状態を示され，メージュ症候群は日常生活に支障のないレベルまで改善した。

《入院後1ヵ月》
　本人の言によると入院時をメージュ症候群100％症状ありとすると，20％まで改善して入院1ヵ月間で退院に至った。

診療のポイント

　軽躁を伴う双極Ⅱ型の治療においては，抗精神病薬を継続して使用する必要はない。バルプロ酸ナトリウムなどの気分安定薬を主剤に，軽躁病相出現時のみ，錐体外路症状惹起作用の少ないクエチアピンやレボメプロマジンの少量で対応すれば十分であろう。

　さらに本症例ではチアプリドが大量に遅発性錐体外路症状の治療薬として長期間使用された。以前は最も遅発性錐体外路惹起作用の強いハロペリドールが遅発性ジスキネジアの治療薬となると報告された事があるが，同薬の抑制効果は一過性であり，その後は増悪する事が知られている。前主治医が遅発性錐体外路症状の治療薬としてチアプリドを処方された事は同症状の病態生理に対する理解に乏しいと言わざるを得ない。

　双極性障害と遅発性ジスキネジアに関して正しい病態生理に基づいた適切な薬物療法が行われる事が診療のポイントであろう。

第9章
悪性症候群・緊張病関連

症例39　極少量のリスペリドンで発症した悪性症候群

　30歳代男性。低酸素脳症から脳性小児麻痺となり車椅子生活を送っている。普通高校卒業後は就業せず，両親と同居している。

　1ヵ月前祖母が亡くなりショックを受けた。2週間前の悪天候（大雨・雷）以来「水が溢れて家が傾く」「柱が歪んでいる」などと訴える。

　不眠・幻聴もある様子が窺えた。今までの日常生活が営めなくなり，家族同伴で当院受診に至る。

初診時

　緊張感が強く，「怖い」と訴える。心因反応と診断し外来で抗精神病薬リスペリドン内用液（0.5mL）を処方した。

　服薬4日後発熱，意識レベル低下がみられ，食事も出来ず寝たきり状態となった。当直医は脱水による発熱と診断。リスペリドン内用液中止が指示され，点滴と解熱剤を処方され経過観察中であったが，状態改善なく翌々日当院入院に至る。

治療経過

《入院初日》

　開眼しており，問いかけにわずかに発語があるものの，内容は聞き取れない。発汗，筋剛直あり。脈拍107/分，体温38.5℃，白血球数9,600/μL，CPK 499 IU/Lで悪性症候群（参照13）と診断。補液，悪性症候群治療薬ダントロレン（40mg）を6日間投与にて悪性症候群の治療を開始した。

《入院4日目》

　解熱し，筋剛直は消失したが，「包丁が見える」「電話線とコードが挟まっている」と訴え幻覚妄想状態が再燃した。同日より，精神症状と悪性症候群両者の治療効果を期待してクロナゼパム（0.5mg）の処方を開

始する。さらに精神症状に対してスルピリド（100mg）筋注を隔日で2
回行う。

《入院6日目》
　39.2℃の発熱があり，悪性症候群の再発が懸念されたが，白血球数増
多（17,800/μL）があり，CTにて肺炎が確認されたため，抗生剤投与
開始した。

《入院7日目》
　スルピリド筋注にて精神症状の改善効果が認められた。スルピリドを
注射から内服に切り替え，スルピリド1錠（100mg），クロナゼパム1
錠（0.5mg）とした。

《入院10日目》
　なお不安感が強いため，クロナゼパムを1mgに増量した。

《入院15日目》
　発熱なく，食事もしっかり摂れるようになり通常の会話も可能となっ
たが，流涎がみられるためスルピリド1錠（50mg）に減量した。

《入院17日目》
　多少流涎が認められ，本人からも薬が強くて眠いと訴えがあったた
め，スルピリドは中止し，クロナゼパム1錠（1mg）とした。

《入院20日目》
　多少眠いと言われるため，クロナゼパム1錠（0.5mg）に減量した。
　以後，順調に回復し，入院28日目に退院に至る。その後外来でクロ
ナゼパムは6週間投与後打ち切りとした。精神症状の再燃はない。

診療のポイント

　小児麻痺の患者が，祖母の死や悪天候などのストレスを誘因として反応性に幻覚妄想状態を発症した。抗精神病薬に対する脆弱性（副作用が通常の患者より極めて出やすい）が予想されたため，0.5mL のリスペリドン内用液を処方した。服薬 4 日目から原因不明の発熱，意識障害を認めたが，悪性症候群の前駆症状ではなく通常の過量投与（相対的に）による副作用と考えられリスペリドンは中止された。しかしリスペリドン中止にもかかわらず，状態は改善せず治療開始 1 週間後に悪性症候群を発症し入院加療に至った。

　悪性症候群消退後は幻覚妄想状態が再燃してその治療に苦慮した。スルピリド，クロナゼパムはこのような脆弱性を有する患者の精神症状のコントロールに有用であったと考えられる。

参照13

悪性症候群

　抗精神病薬の最重度の致死性副作用である。抗精神病薬の相対的過量投与により発症する。発汗，微熱の持続，流涎，錐体外路症状などの前駆症状に引き続き，高熱，意識障害，筋剛直（全身の骨格筋が硬くなる），無動，血中 CPK 高値などを呈し，適切な治療を行わないと死亡に至る。

　治療としてはまず抗精神病薬の中止が原則である。治療薬としてはダントロレンの点滴が最も有効。クロナゼパム内服，フェノバルビタール筋注なども有効である。

症例40　悪性症候群後遺症と医薬品副作用救済制度

　40 歳代女性。22 歳頃，統合失調症発症。難治性で数ヵ所の病院を

転々とした。

　6 年前から A 病院に入院している。4 ヵ月前，ブロナンセリン（24mg），アリピプラゾール（12mg），クエチアピン（25mg），ビペリデン（2mg）を服用中であった。しかし精神症状が悪化したため，ハロペリドール静脈注射開始。10 日後，発熱，筋剛直，CPK 値高値（18,725 IU/L）を呈し，悪性症候群と診断された。抗精神病薬は直ちに中止され，ダントロレン点滴静脈注射など悪性症候群の治療が行われた。その後 CPK 値は正常化したため抗精神病薬が再投与されたところ悪性症候群が再燃し，悪性症候群の治療が再度行われた。

　以後も，筋剛直，昏迷，発熱，嚥下障害など悪性症候群の症状は持続したが，CPK 値が正常化したため，悪性症候群は治癒したと判断された。昏迷状態は原疾患によるものと診断，アリピプラゾール 6mg から開始，その後 18mg まで増量して継続処方された。この間，悪性症候群の再燃・再発であろうとは一顧さえなされなかった。このままでは致死性の経過を辿るのではないかと危惧した患者の夫は，当院のブログを見て転院を決意，悪性症候群発症から 4 ヵ月後に当院への転入院に至る。

初診時

　発熱，全身の筋剛直，嚥下障害，昏迷，油性顔貌（oily face）を認めた。また，長期間（4 ヵ月間）にわたる全身の筋剛直持続により，関節の拘縮及び筋力低下を来し寝たきり状態であった。

　CPK 値は正常値であったが，臨床症状より悪性症候群の再燃または遷延と診断し，直ちにアリピプラゾールを中止。ダントロレン（40mg）の点滴静脈注射により，悪性症候群の治療を開始した。

治療経過

　悪性症候群及び続発した遷延性錐体外路症状は 2 週間で全治した。しかしながら「膳を投げ捨てる」などの精神症状の悪化があり，抗精神病薬としてクエチアピンやオランザピンなどを使用した。

　最終的には，アセナピン（10mg），アリピプラゾール（6mg），クロナゼパム（2mg）にて精神症状は安定し，悪性症候群の再発・再燃もなかった。

　関節の拘縮及び筋力低下は，抗精神病薬による治療過程で発生した重篤な副作用であるため，主治医（筆者）より医薬品副作用被害救済制度を紹介し給付申請されるように勧めた。

《1年9ヵ月後》

　精神症状が安定し，食事も自力摂取可能で，車椅子で自走しデイルームには自由に行く事が出来る。自立歩行を目指し平行棒内で立位訓練中。夫同伴で県内の温泉に一泊旅行も楽しむ事が出来ている。ただし関節の拘縮は継続的リハビリを行ったが，極めて緩徐な回復しか示さなかった。

【医薬品副作用被害救済制度申請と決定】

　医薬品副作用被害救済制度とは医薬品の適正使用にもかかわらず重篤な副作用が生じた場合，それを経済的に救済する制度であり，厚生労働省管轄下の独立行政法人医薬品医療機器総合機構（PMDA）がその業務を行っている。その中味は大別すると，副作用発症時にその医療費を給付するものと，その副作用による後遺障害が生じた場合に年金を支給するものがある。

　本症例の場合，副作用発症に対する医療費給付に関しては，『CPK値正常化後は原疾患の昏迷である』とした前病院の診断が受け入れられ，わずか1ヵ月間余りのみが給付対象として認められ，以後の悪性症候群の再発・再燃は副作用救済制度の医療費給付対象には該当しないと判定された（この件に関しては，現在厚生労働大臣に対して不服申し立て中である）。

　一方，悪性症候群発症1年半後，症状固定時の「寝た切り状態」に対して，悪性症候群後遺障害の診断書を提出したところ，申請から4ヵ月後には身体障害1級の障害者年金受給決定の通知を得る事が出来た。

診療のポイント

　悪性症候群は抗精神病薬による致死的副作用であり，1960年代，診断・治療法が未確立の時代では，70%台の高い致死率を示した。その後悪性症候群の診断・治療に関する知識の普及により致死率は次第に減じた。しかしながら，非定型抗精神病薬の普及により，その病状も非定型化し，診断・治療に難渋する症例にもしばしば遭遇する。悪性症候群の血液生化学的指標として重要視されているCPK値の上昇も，一過性の場合もあり，全くその上昇を来さない症例も稀ならず存在する。

　悪性症候群の本態の明確な定義は未だ行われていないが，その本態は抗精神病薬による中枢の強力なドパミン神経遮断による錐体外路症状（筋剛直・嚥下障害）とそれに続発する自律神経系の不安定状態（特に交感神経の緊張状態）による症候群であると考えられる。CPK値上昇は単に筋剛直による筋崩壊の反映であり，悪性症候群の病態の間接指標である事を十分認識し，本質的症状から悪性症候群を診断・治療する事が肝要である。万一本症例のような重篤な後遺障害を残した場合は，医薬品副作用被害救済制度を利用し，患者及び家族の経済的救済を図る事も必要であろう。

症例41　他院から紹介された緊張病性昏迷

　20歳代女性。短大卒後，企業に3ヵ月間勤め退職。その後いくつか職を変えた。

　4年前強迫的手洗いが出現し精神科病院に通院を始めた。現在はペロスピロンを処方されているが，飲んだり飲まなかったりの状態。

　2週間前から不穏状態になり，脱力して倒れたり，興奮して意味不明の事を口走ったりする。この数日は食事もほとんど摂らない。通院先の精神科病院への入院を本人が拒否するため，内科医院からの紹介で両親

と共に当院受診に至る。

初診時

　体をくねらせるなど奇妙なしぐさ（衒奇）がみられ，体を前後左右に揺すったりする。常同行動（緊張病の症状で同じ事を繰り返す）とも，ヒステリー発作とも考えられた。問いかけには全く反応なく，疎通はとれない。急性期治療病棟入院とし，ヒステリー発作と緊張病との鑑別治療的診断のため，リスペリドン内用液（3mL）を主治医自ら服薬させると嚥下する。しかし，同薬による鎮静効果は何ら認められず，過覚醒状態である事が窺われ緊張病であると診断した。

治療経過

《入院2日目》

　デイルームで天井を向いて突っ立っている。無反応で，水を飲ませてみると全く嚥下出来ず口からこぼれる。しばらくすると眼球上転が起こり，右上方を凝視する。昏迷状態であり，自力では全く安全を確保出来ず危険なため，隔離室に移室。内服困難である事から，オランザピン（10mg）1A筋注を3日間実施する。その間全く疎通は取れず，便不潔行為をしたり，室内を歩き回ったりする行動がみられた。

《入院3日目》

　多少食事自力で摂取可能となる。オランザピン筋注に加え，リスペリドン内用液（3mL）1日1回を追加する（3日間）。

《入院6日目》

　嚥下可能になったため，液剤から錠剤（OD錠）に変更した。
【処方】　オランザピンOD（10mg）1錠　夕食後

《入院 9 日目》

食事は可能となったが，発語はなく疎通もとれないため薬物を増量した。

【処方】　オランザピン OD（10mg）2 錠　夕食後

《入院 15 日目》

発語なし。しかし食事を食べるように言うと「コクン」とうなずき，何とか疎通がとれる。表情も和らいでいる。

《入院 23 日目》

部屋で横になっているも，側に寄ると開眼する。

（どうですか）「……」（無言）

（食事をしている？）「……」（うなずく）

（声が入って来る？）「チェチェという音が入る」（初めて返答あり）

《入院 28 日目》

（元気になった？）「はい」

（声は入る？）「『犯人がここにいる』とか『破産寸前』とか聞こえていた。でも今は大丈夫です」

奇異な行動もみられないため，同日開放ゾーンに病室移動する。

以後は急速に改善がみられ，OT 活動に参加して携帯のストラップ作りなどする。

《入院 49 日目》

幻覚などまったくないと言うが，「じっとしていられない。そわそわする。目が上を向く」と言うため，アカシジアと診断し減薬した。

【処方】　オランザピン OD（10mg）1 錠　夕食後

《入院 56 日目》

寛解状態で退院に至る。

退院後，オランザピンを 2.5mg まで減量したが不安定となったため，5mg に増量したところ安定した。

《退院1年後》
症状は安定し，資格取得をめざし勉強をしている。

診療のポイント

　統合失調症が軽症化している現在にあっては，重度の緊張病性昏迷状態を呈した稀な症例と言える。無反応で，水さえ飲む事さえ出来ない緊張病性昏迷状態が数日間持続した。
　このような病状に最近発売されたオランザピン筋注は著効を示し，本症例ではオランザピン単剤治療により寛解退院に至った。
　統合失調症の治療に際しては適切な薬物の選択と用量の決定がポイントである。

症例42　重症昏迷の診断と治療過程

　30歳代男性。20歳時，大学病院口腔外科に入院した。治療過程で不穏となり大量のハロペリドールを静注され，悪性症候群を発症したが，1ヵ月後，軽快し退院する。

　退院後は自宅で過ごしていたが，数日後，「警察が来る」「声が聞こえてくる」など幻聴らしき訴えもあり当院を初診。前日までは話していたが，本日急に話さなくなったとの事であった。初診時はエチゾラムなど抗不安薬が処方された。3日後，筆者診察。緘黙・拒絶的であり，リスペリドン（1mg）を処方した。

　初診から9日目，依然緘黙状態ではあるが，家族から見て「表情が出て来た」との事で以後受診は途切れた。

今回，1ヵ月前より体調不良で仕事を長期欠勤した。徐々に食事摂取量が少なくなり，「動けなくなっているところ」を家族に発見され，総合病院に緊急搬送された。脱水による腎不全と診断され，点滴により腎不全は改善した。2日後，搬送先の総合病院より筆者に往診依頼があり，診察したところ昏迷と診断した。リスペリドン内用液（2mL）を処方し，当院への転院を指示した。6日後当院へ転院となった。

治療経過

《入院初日》

ストレッチャーで当院へ転入院。家族によると，拒絶症のため，リスペリドン内用液は飲んだり，飲まなかったりしていた様子。また，食事は介助しても，全く摂取出来ない状態だった。

開眼し，ギョロギョロ周囲を見回す。問い掛けに反応なし。うつ病性昏迷にしてはエネルギー水準が高すぎる印象あり。アームドロップテストでは腕を持ち上げると抵抗なく拳上し，数秒間そのままキープする（蝋屈症か？）。自尿なく，入院時より導尿で対応する。

体温36.8℃，血圧117/83，脈拍95/分。身長171cm，体重90kg，BMI 30.8。右足外踝部褥瘡あり。血液生化学検査では軽度肝機能障害あり。CPK 99 IU/L（正常値）。

重症昏迷であるが，うつ病性昏迷及び精神病性昏迷との鑑別困難であった。このため，両者の治療を同時に行う事とした。

経口摂取・内服不能なため，オランザピン筋注（10mg）3日間継続，クロミプラミン点滴初日25mg→2日目〜8日目50mg→9日目25mgと増減した。補液1,500mL/日。

《入院3日目》

覚醒し，開眼している。アームドロップテストでは腕を持ち上げるもすぐに下す。覚醒水準高い様子。抗精神病薬アセナピン（舌下錠）10mg（朝5mg，夕5mg）開始。

《入院4日目》

開眼している。油性顔貌（oily face)++。手首は硬いが，歯車様筋剛直なし。カタトニア（緊張病）と診断しニトラゼパム筋注開始する。

1時間後，発語はないが表情は和らいでいる。ニトラゼパム（10mg)1A，1日2回（筋注）でフォロー（8日目まで5日間継続）。

《入院5日目》

お茶ゼリーを毎食摂取可能となる。

《入院6日目》

嚥下食全量摂取。しかし視線を合わせず，問い掛けにも無反応。アームドロップテストでは腕を持ち上げ放すと，ストンと直ぐ落ちる（筋緊張低下：正常化した様子）。うつ病性昏迷様状態となったため，アセナピンを中止とした。

《入院7日目》

仰臥位。開眼しているが，視線は合わせない。問い掛けに反応しない。食事は嚥下食からペースト食に変更する。内服可能となったため次の通り処方した。

【処方】（1）クロナゼパム（1mg）1錠×2回　朝夕食後
　　　　（2）ミルタザピン（30mg）1錠　夕食後

《入院9日目》

発語はないが，開口の指示に対して口を少し開ける事が出来る。追視もある。おむつ内に700gほどの排尿あり，尿閉も改善傾向。四肢は柔いでおり，体動もあるが起床には介助を要す。

お茶を100mL飲用出来た。ジアゼパム筋注中止。クロミプラミン点滴25mgに減量。

朝食時，口を開けないなど拒絶があるため追加処方した。

【追加処方】　アリピプラゾール（6mg）1錠　朝食後
食事はペースト食から粗刻み食ハーフに変更する。

《入院 10 日目》
声掛けに対して頷きや首振りで意思表示出来る。看護師 2 名にてトイレ誘導を行い，自室トイレで濃縮尿多量排泄する。
捕食希望を問うと「パン」と発語あり。その後ドーナツなど菓子を自力で摂取する。経口摂取可能となったため，クロミプラミン点滴，補液全て中止とした。

《入院 13 日目》
車椅子に乗車し，デイルームで食事を自力摂取する。「ここで食べて良いですか」「トイレを流して下さい」など小声で発語出来る。
拒絶消失したため，アリピプラゾール 6mg から 3mg に減量した。

《入院 15 日目》
自力歩行で自室のトイレに行き，排尿する事が出来る。

《入院 17 日目》
移動時に車椅子を使用したいと希望するが，歩行器を使用し歩行訓練するように促し，実施する。

《入院 19 日目》
ほぼ普通に会話可能となる。手すりによる歩行練習をするようにアドバイスすると，早速歩行練習を開始している。

《入院 21 日目》
外踝部褥瘡完治。アリピプラゾールを中止とした。

《入院 22 日目》

トレーニングルームでエアロバイクを使用した訓練を開始する。

《入院 23 日目》

知能テスト実施（IQ 49）。食事は粗きざみ食から普通食に変更した。眠れないと訴えるため，睡眠薬を追加した。

【追加処方】　ニトラゼパム（10mg）1 錠　就寝前
　　　　　　　ラメルテオン（8mg）1 錠　就寝前

《入院 28 日目》

眠れるようになったので上記の追加処方を中止する。ミルタザピンを 30mg から 15mg に減量する。

【処方】　（1）クロナゼパム（1mg）1 錠×2 回　朝夕食後
　　　　　（2）ミルタザピン（15mg）1 錠　夕食後

《入院 36 日目》

精神症状が消失しているため，ミルタザピンを中止する。クロナゼパムをオキサゾラム（抗不安作用弱い）に変更した。

【処方】　オキサゾラム（10mg）1 錠×2 回　朝夕食後

同日，看護師同伴で自宅に独歩で帰宅。室内は乱雑，掃除も不十分で，生活の乱れが窺えた。経済的にも困窮している様子であった。

《入院 37 日目》

早朝，看護師に「昨日家に帰ったら色々今後を考えて不安になった。喉が渇くのでコロナに罹った気がする」と言い泣く。また上着の上から検温するなど，混乱もある。診察時に「昨夜は眠れなかった」と訴えるため，再発の可能性も考えて以下再処方した。

【処方】　ニトラゼパム（10mg）1 錠　就寝前
　　　　　ラメルテオン（8mg）1 錠　就寝前

　　　　ミルタザピン（30mg）1 錠　就寝前
しかし，当夜は眠れそうだからと，追加薬の服用は拒否した。

《入院 40 日目》
　ベッドに座り一点を見つめている，声掛けに対して発語少ないなど，
症状再燃傾向がみられる。

《入院 41 日目》
　発語少なく，動作も緩慢。食事摂取量も落ちている。

《入院 42 日目》
　食事は全部食べた。体調は大丈夫と言うが，精神症状が不安定である
ため，再発予防薬を処方すると話し，オキサゾラムに替えて以下の通り
処方した。
【処方】（1）クロナゼパム（0.5mg）1 錠×2 回　朝・夕食後
　　　　（2）アリピプラゾール（3mg）1 錠　夕食後

　以後，精神状態は安定した。
　後日，生活状況を聞き取ると，6 年前から一人暮らしを始めたが，給
料はタバコや遊興費に使い生活費が不足し，公共料金の支払いが滞る事
もあった。このため退院後の生活を想定したソーシャルスキルの習得や
リハビリ活動を行った。

《入院 76 日目》
　退院後の経済・生活支援体制も整い，退院に至る。

診療のポイント

　　従来の日本の精神医学教科書では昏迷は精神病性昏迷，うつ病性昏
　迷，心因性昏迷，器質性昏迷に分類されている（DSM-V ではこれら

の昏迷及びその他身体疾患による昏迷を含め緊張病：カタトニアとしてカテゴリー分類されている）。

　本症例の場合，興奮なく活動性低下から昏迷に移行している様子で，この発症経過からはうつ病性昏迷が考えられた。

　一方で当院入院時の状態像からは精神病性昏迷が疑われた。このため，オランザピン筋注とクロミプラミン点滴静注を同時に開始した。

　第4病日になっても，十分な改善が認められないため，カタトニア治療に推奨されている，ベンゾジアゼピン（ジアゼパム）の筋注を開始したところ，即効性が認められた。その後経口摂取が可能となり，ジアゼパム筋注の代わりに，クロナゼパムをクロミプラミン点滴の代わりにミルタザピンを処方。開口を拒否するなど拒絶が認められたためアリピプラゾールを追加処方したところ，以後急速な改善が認められた。昏迷の分類としては，知的障害者の生活破綻により惹起された心因性昏迷と考えた。生命予後すら危ぶまれる重症昏迷症例であったが，適切な診断と病態生理を考慮した治療により，関節拘縮などの後遺障害を残さず寛解退院に至った。

参照14

カタトニア昏迷と悪性症候群昏迷の比較

原　因	筋緊張	自律神経症状	CPK 値
カタトニア昏迷（入院症例42）			
知的障害を基盤にした心因性反応	軽度冗進	発熱（−） 油性顔貌（＋） 血圧変動（＋） 脈拍変動（＋） 尿閉（＋）	正常
悪性症候群昏迷（入院症例40）			
薬原性 （抗精神病薬）	筋剛直 （歯車様筋剛直） 振戦	発熱（＋） 油性顔貌（＋） 血圧変動（＋） 脈拍変動（＋） 尿閉（−）	高値→正常

　悪性症候群による昏迷と緊張病性昏迷の鑑別は困難な場合があるため，それぞれの典型例である症例 40 と症例 42 の症状比較を行った。

　症例 42 の昏迷では筋緊張は軽度亢進したが，錐体外路症状（筋剛直）は生じず，早期に運動は可能となり，四肢の拘縮などの後遺障害は起こさなかった。他方，症例 40 では筋剛直が長期持続したため，四肢拘縮が生じ寝たきり状態になるなど，重篤な後遺症が生じた。

第**10**章

認知症関連

症例43　少量の抗認知症薬が著効した アルツハイマー型認知症

　80歳代女性。数年前より認知症進行。2年前当院初診。CTにて脳萎縮あり。認知症の客観的判断の資料として使われる改訂長谷川式簡易知能評価スケール（以下長谷川式スケール）では30点中11点と中程度の認知症と評価。妄想，介護抵抗などの認知症周辺症状はないため薬物療法は行わず，認知症の対応を家族に教示した。それから1年後，大腿骨骨折で他医療機関に入院となる。それを機に幻覚が出現し不穏・不眠となったため，前医にて抑肝散，脳機能改善薬チアプリド（75mg），リスペリドン（1mg）など処方された。3ヵ月間の入院を経て退院し在宅介護となったものの，失禁などもあり自宅介護困難で高齢者介護施設入所となった。

　お盆に外泊した際「ぐったりして呼びかけにも反応のない状態」を見かねた家族の判断で薬を中止したところ過鎮静状態は改善。薬物中断で妄想など周辺症状が出現する事はなく，お金の心配や体の不安を口にする程度であった。

　その後，施設に戻り服薬が再開されたところ，活動性が再び低下し食事も摂れなくなってきた。このため「薬漬け状態を改善して欲しい」という娘さんの希望で，前医からの紹介状を持参され再度，当院受診に至る。前医では，抗認知症薬としてドネペジルとメマンチンを併用，抗精神病薬はリスペリドンが1mgから0.5mgに減量され処方されていた。

初診時

　車椅子の背にもたれるようにぐったりして診察室に入室。会話は可能であり，長谷川式スケールは30点中7点で認知症は2年前より進行していた。ぐったりとし目を閉じておられる様子から薬物による過鎮静と診断し抗認知症薬，抗精神病薬は一旦中止し経過観察をする事とした。

治療経過

《1ヵ月後》

娘さんと同伴。「薬を止めて良くなっていたが、帰園するとまた以前の薬を飲まされてぐったりとなった」と施設の対応に不信感を持たれ、施設退所し現在は在宅介護をされている。認知症の治療を希望され、毎月の通院を約束されるため、受診間隔に合わせ、1ヵ月毎に増量出来るガランタミン（アルツハイマー型認知症の症状の進行を抑制する薬）を処方した。

【処方】ガランタミンOD（4mg）1錠×2回　朝夕食後

《2ヵ月後》

劇的に良くなったと娘さんは喜ばれた。前回の「呆とした表情」と異なり、「しまりのある、しっかり覚醒した表情」が印象的であった。本人が「先生のお陰です」と言い笑われる。

長谷川式スケール30点中9点。前回検査よりわずかに認知機能が改善していた。食事も家族と同じ物を食べて家庭に適応している。

《3ヵ月後》

お嫁さん同伴。顔つきもすっかり変わり表情が良い。声も大きくなり元気になった。トイレにも一人で行けるようになって、日常活動の大幅な改善に吃驚しているとご家族が言われる。以前は夫に対しては何でもハイハイと従うばかりだったが、最近では自分の考えを表現されるようになり、その結果口論する場面も出てきた。

（食事は食べていますか）「十分食べています」と本人。

長谷川式スケール30点中9点で不変。

《5ヵ月後》

お嫁さん同伴。以前は食事介助が必要で失禁もあったが、今は食事、排泄は完全に自立した。長谷川式スケール30点中13点。長谷川式テス

ト中も笑ったり冗談を言ったり情動面の改善も著しい。

診療のポイント

　認知症の症状は主に中核症状と周辺症状に分けられる。中核症状は脳の機能が損なわれる事によって起こる直接的な症状で記憶障害，見当識障害，理解・判断力の障害といったものがある。周辺症状は中核症状によって引き起こされる混乱や不自由によって引き起こされる二次的な症状で，抑うつ，興奮，妄想，暴言，暴力，失禁，徘徊などといった症状があげられる。

　認知症の治療のため，抗認知症薬や抗精神病薬の多剤併用療法でいわゆる「薬漬け」となり過鎮静となる認知症患者は稀ではない。このような患者の治療のポイントはまず向精神薬を全て中止してみる事であろう。その上で中核症状と周辺症状のいずれかの治療を優先すべきかを見極める事が重要である。

　本症例ではガランタミンを単剤処方し，長谷川式スケール，ADL共に著明に改善が認められた。抗認知症薬は認知症の進行を抑制する薬とされており，大多数のケースでは認知症の中核症状を改善する事はない。しかし，抗認知症薬の作用機序はコリン系・ドパミン系神経の賦活であり，この症例のように活動性が上がった結果，認知機能も向上するケースも時に認められる。

　今回，ガランタミンは初期用量で効果が認められたので維持量まで増量を行わなかったが，その事がかえって患者の覚醒水準を適正に保ちこのような劇的な改善をもたらした可能性がある。私見であるが，抗認知症薬は中核症状改善効果の認められる症例のみが認知症進行を防止する可能性があるのではなかろうか。

症例 44   認知症の周辺症状と薬物療法

　90 歳代女性。6 年前に腰椎圧迫骨折をし，以来整形外科医院に入院している。数年前から「家の中に人が大勢いる」などと言っていたが，最近ひどくなった。昔の知人と会話（独語）したり，昼夜逆転したりしている。またベッドから降り，部屋の中を這いずり回る。どのように対応したら良いかと整形外科医院の医師より当院医師に口頭で相談があった。認知症による幻覚，妄想状態（認知症周辺症状）と判断され当院医師のアドバイスによりアリピプラゾール（3mg）投与開始。症状改善が認められないため，整形外科医師の判断で 9mg まで増量されたが不活発となった。現在 6mg を維持量としているが全く症状改善が認められないとの事で同医院からの紹介状を持参し当院初診に至る。

初診時

　穏やかに簡単な会話は可能である。しかし活気に乏しく，昼夜逆転が認められる事から低覚醒状態に起因する認知症の周辺症状であろうと診断し，以下の返信を書いた。

　『別の抗精神病薬で対応する方法もありますが，抗認知症薬を併用して認知症の周辺症状が劇的に改善する場合もありますので，抗認知症薬を以下の通り処方致しました。アリピプラゾール 6mg は継続して頂き，1 ヵ月後当院でフォローさせて頂きたいと存じます。

　【処方】　ガランタミン（4mg）2 錠（1 日 2 回）　朝夕食後』

治療経過

《1 週間後》

　同医院より，変化がないので当院へ転院をさせたいと医療相談室に連絡が入る。当院入院を要するような激しい症状ではない事，服用 1 週間では治療効果はみられない事を説明。今しばらくの経過観察をお願いするとともに，対応が困難であれば高齢者介護施設への転出も考慮して頂

くように医療相談室を通じて返答した。

《1ヵ月後》

同医院に継続入院中。次第に幻覚症状や昼夜逆転も改善。今まで介助を要した食事も現在は自立され，セッティングすれば自力で摂取可能となった。表情も以前よりしっかりとしてきたとの事。当院での治療は終結として同医院で継続入院フォローとした。以後3ヵ月間は当院への相談の連絡はない。

診療のポイント

　筆者は認知症の周辺症状の治療では，激しい精神症状（過覚醒の精神症状）の場合は抗精神病薬のみで治療を行い，抗認知症薬は併用しない。一方，拒絶や興奮症状なく，昼夜逆転のような穏やかな周辺症状（低覚醒の精神症状）の場合はまず抗認知症薬で治療を開始する。

　認知症患者の薬物療法を行う際には，覚醒水準（意識の明確さの度合い：脳全体の機能状態）という概念を重要視している。幻覚妄想や拒絶のような過覚醒により生じる周辺症状の場合は，通常はクエチアピンやアリピプラゾール等の抗精神病薬を単剤で使用した方が有効である。このような覚醒水準の高まった病態に抗認知症薬を使用すれば覚醒水準をさらに高め周辺症状を悪化させる可能性が高い。一方覚醒水準の低い認知症状（活動性が低下した状態）や周辺症状（穏やかな問題行動）の場合は抗認知症薬の単剤使用が有効と考えている。しかしこの患者のように抗精神病薬と抗認知症薬の併用により周辺症状の改善が認められる症例も稀ではない。併用療法の作用機序に関しては不明であるが，うつ病や統合失調症でも，それぞれにほぼ逆の作用機序を有する抗精神病薬と抗うつ薬を併用して有効な場合もあり，認知症症状の治療も同様と考えている。

　抗精神病薬に抗認知症薬を付加すると有効な症例においても，最初から抗認知症薬で治療開始すれば有効か否かは定かではない。

症例45　アリピプラゾールが著効した攻撃的アルツハイマー型認知症

　80歳代女性。元来気丈な性格。5年前から物忘れが目立ち，同じ事を言うようになる。4年前からは，着る服が分からなくなる。家事も出来なくなり夫がしている。不穏となり一時は内科医にて抗精神病薬リスペリドンを処方されたが，過鎮静を起こし，以後は服薬なく，3年前からはグループホームに入所。攻撃的で職員を叩いたりするため，2年前からは精神科クリニックでバルプロ酸ナトリウム（細粒，80mg），リスペリドンなどごく微量の気分安定薬と抗精神病薬が投与されていた。しかし攻撃的言動や介護抵抗が続くため当院受診に至った。

初診時

　同伴した娘の腕を握り締め，「帰ろう〜」と言い駄々をこねる子供のような状態。長谷川式簡易知能テストを試みるも拒絶。問診中の医師（研修医）に突然手をあげたりする。急性期治療病棟に入院となり，娘の手助けを借りやっと採血が出来る状態。口舌ジスキネジアも認めた。このため処方はバルプロ酸ナトリウム（シロップ，200mg），クロナゼパム（1mg），アリピプラゾール（6mg）とした。

治療経過

《入院翌日》

　前夜はぐっすり眠り，すっかり穏和となっており，介護抵抗は全く認めない。食事摂取は3割程度であり，やや過鎮静のため，アリピプラゾールを3mgに減量した。

《1週間後》

　バルプロ酸ナトリウム血中濃度は23μg/mLと治療閾値（50〜100μg/mL）に達していないため除去した。以後情動は落ち着き口舌ジスキ

ネジアも消失していたが，食事摂取は 5 割程度にとどまっていた。

《2 週間後》

娘の面会があり，「落ち着いているが，活気に欠け多少過鎮静と思う」との事であった。そこでアリピプラゾールを抗精神病薬スルピリド（50mg）に変更した。翌日には食欲も 8 割程度には回復し，笑顔もみられる。急性期治療病棟での 2 週間の薬物調整で介護抵抗はすっかり消失して集団生活にも適応出来る状態のため，認知症病棟に転棟とした。

診療のポイント

　認知症の周辺症状である精神症状には，非定型抗精神病薬である，クエチアピン，リスペリドン（特に水溶液）が第一選択薬であるとされているが，アリピプラゾールもこの症例のように著効する場合がある。本症例ではアリピプラゾール錠 3mg（最少量規格）でもなお感情表出の乏しさ，食欲低下が認められたのでスルピリドに変更した。スルピリドは選択的なドパミン阻害薬であるが，低用量（50 ～ 100mg）ではドパミン自己受容体も遮断しドパミンを放出させる。その結果最適な静穏作用と適度な活動性が維持出来たものと思われる。とはいえ最初からスルピリドを処方したのではこれだけ短期間で介護抵抗が消失する事はなかったと思われ，認知症の周辺症状に対するアリピプラゾールの有用性を痛感した症例である。

症例 46　ドネペジル中止で興奮症状が改善したアルツハイマー型認知症

　80 歳代男性。アルツハイマー型認知症と診断され，数年前から内科医院にて抗認知症薬ドネペジルが処方されていた。

認知症の中核症状である物忘れの増悪と尿失禁を繰り返すとの事で内科医より紹介され当院初診となる。慢性気管支炎の合併があり痰の量が多く，所構わず痰を撒き散らすため，家庭でもデイケアでも介護負担が大きかった。前医と同様にドネペジル（5mg）が継続処方された。

治療経過

《初診2年後》

外来診察。表情は乏しく不機嫌。発語も乏しく会話は成立しない。一人で外出し家に戻る事が出来ないなどのエピソードも出現してきた。高度認知症と診断されドネペジル5mgから8mgに増量となった。増量2ヵ月後には表情もしっかりとし，「こんにちは。ありがとう」などの発語がみられた。咳，痰は不変。

《初診3年後》

外来診察。家庭での活動が低下してきた。診察時はウトウトされている（傾眠傾向）。デイケアでは時々暴言が出る。ドネペジルを最大量の10mgに増量して経過観察となった。増量1ヵ月後，咳，痰は続くが，それに加えて唾を所構わず吐き出すようになる。

《初診3年半後》

家の中で「ぺっぺぺっぺ」と唾を吐く。家庭介護は限界にきており，当院認知症病棟に入院となる。

ドネペジル（10mg）は継続処方された。唾吐きは不変であったが，車椅子に「唾吐き箱」を設置して対応。療養環境やリハビリテーションにより安定して生活出来るようになったと判断され，3ヵ月間で高齢者介護施設に退院となる。

以後施設嘱託医である筆者が主治医となった。

高齢者介護施設入所後間もなく，夜間徘徊・奇声が出現。所構わず唾を吐く行為も継続。これらの行為は精神興奮状態による（過覚醒）と判

断し，抗精神病薬を処方した。

【処方】夕食後　クエチアピン（25mg）1錠

　服薬後しばらくは安定していたが，その後同様の症状再燃。抗精神病薬アリピプラゾール（6mg）を追加したが無効であった。再びクエチアピン単剤とし用量を100mg（1回，夕食後）に増量した。しかし症状は改善せず施設適応困難となり，当院認知症病棟に再入院となった。当院再入院後，これまでの経過より，ドネペジルの賦活作用による過覚醒状態を疑いドネペジルを中止した。同時にクエチアピンも中止し，不穏時のみリスペリドン内用液（1mL）頓服で対応した。

　次第に落ち着き夜間徘徊，奇声，唾吐きなど消失したため，10日間で退院となり再び介護施設に戻られた。

　以後，施設においては奇声，唾吐きなどはない。以前より疎通性が改善され，会話が可能となり施設職員は驚いている。

診療のポイント

　アルツハイマー型認知症と診断されると，その中核症状（脳神経細胞の変性脱落による物忘れなどの症状）であれ，周辺症状（幻覚・妄想，拒絶，興奮など精神病様の症状）であれ，その進行を抑制するとしてドネペジルなどの抗認知症薬（参照15）が一律に処方される傾向にある。しかし本症例のように抗認知症薬が逆に周辺症状を悪化させている例を散見する。このような認知症周辺症状の増悪に際しては，まず抗認知症薬を除去してみる事も必要であろう。

　また認知症の治療・療養では生活環境が重要なポイントとなる。家庭，施設，認知症病棟など個々に適した療養環境を選択する必要がある。

　本症例は，初回入院ではドネペジル継続のままで状態が安定し退院に至った。健常者も含め活動的な入所者の多い介護施設より静穏的環境の当院認知症病棟での療養が効果的であったものと思われる。介護施設再入所後，抗精神病薬を併用しても興奮を抑え切れず再入院に

至った事からも環境要因が大きいと考えた。

参照15

抗認知症薬の薬理作用

　抗認知症薬はドネペジル，ガランタミン，リバスチグミン，メマンチンが発売されている（2021年6月現在）。前三者はいずれもコリンエステラーゼ阻害薬でありコリン作動性神経系を賦活し脳の機能を活性化させると考えられている。メマンチンは NMDA 受容体拮抗薬であり，メーカー公式見解ではグルタミン酸の働きが過剰にならないようにする事で神経細胞を保護する働きがあるとされている。

　メマンチンは抗パーキンソン薬アマンタジンの誘導体であり，薬理的にもアマンタジンに類似した抗パーキンソン病作用を有し，同薬の直接作用あるいはグルタミン酸系を介した間接作用によりドパミン作動性神経系の賦活作用があると筆者ら（西川正・林輝男）は推察している。

　コリン及びドパミン性の作用機序によりいずれの抗認知症薬も脳の機能を活性化させる薬物である。したがって症例46のように脳機能の過剰な活性化が過覚醒・興奮を惹起する場合もある事を常に念頭に置くべきであると考える。

症例47　超高齢者のせん妄の薬物療法

　90歳代男性。60歳で定年退職。65歳頃までは簡単な事務職などをしていた。以後は年金生活。趣味の和紙の箱作りや畑仕事をしており，最近までは認知症症状は目立たなかった。糖尿病，高血圧症，慢性閉塞性肺疾患あり，在宅酸素療法実施中。要介護1認定。

　1ヵ月前肺炎で総合病院に20日間入院。退院後一時的にせん妄が出現したが治療せず落ち着く。しかし再び，せん妄出現。一晩中家の中を徘徊し不穏状態を呈し，家人が近づくのも拒絶する状態。翌朝かかりつ

け医の紹介で当院受診に至る。

初診時

　診察室へ車椅子で入室。「先生，こらえて下さい」と怯えた表情で訴えられる。全く疎通が取れない。

　午前中，急性期治療病棟開放ゾーンに入院となる。

治療経過

《入院当日》

　食事摂取も不十分であり，脱水などの身体因性によりせん妄が生じていると考え，入院後は酸素吸入2L及び点滴を開始した。昼食は摂取せず入床。まもなく酸素飽和度97％と改善し夕食は全量摂取。筆談にて疎通が可能となる。

　次の処方を開始した。

【処方】　アリピプラゾール（3mg）1錠　夕食後

　19時，入眠中。しかし20時には覚醒。23時，眠れんと訴え，不眠・不穏時指示のリスペリドン内用液（0.5mL）服用。以後睡眠・覚醒を繰り返す。

《入院2日目》

　朝5時，覚醒し独語あり。他患者の部屋に入ったり，椅子を持ち歩き混乱あり。再度リスペリドン内用液（0.5mL）服用。以後も不穏状態が続くため，午前9時閉鎖ゾーンに移室する。

　その後は穏やかになり昼食は3割程度摂取。午後には自力歩行され，「こんなに歩くのは久しぶりに見た」と家族が話される。

　21時，不穏となり「包丁を持って来い。切ってやる」と表情険しく大声を出したり，ドアを叩いたりする。リスペリドン内用液（0.5mL）服用。

《入院3日目》

　深夜1時にはなんとか入眠。朝9時，声掛けに対しても覚醒せず11時にやっと覚醒。以後穏やかではあるが傾眠傾向。アリピプラゾール（3mg）を同日は中止とし，不穏時はリスペリドン内用液（0.5mL）のみで対応する事を病棟看護師に指示したが，結局，同日抗精神病薬は使用せずに済む。

《入院4日目》

　せん妄なく穏やかに過ごし，食事も多少であるが自力摂取される。同日も抗精神病薬は使用せず。

《入院5日目》

　深夜0時40分，覚醒されデイルーム徘徊。看護師が入床を促すと抵抗，足蹴りする。車椅子に移動し，ナースステーション観察とする。以後落ち着き，車椅子上でウトウト過ごされる。

　朝7時，朝食を全量摂取。10時，ベッド上でごそごそし立ち上がろうとする。看護師が車椅子に移乗させようとするも抵抗あり，表情は険しい。その後も不穏なため，アリピプラゾール（3mg，夕食後）処方再開する。

《入院6日目》

　過鎮静で朝，昼食摂取不能。口腔内乾燥し，skin turgor（皮膚緊張感）低下し，脱水状態。アリピプラゾール（3mg）を再び中止とし，同日抗精神病薬は使用せず。

《入院7日目》

　昨日同様に過鎮静状態持続。以後不穏時リスペリドン内用液頓服の指示は中止とし，毎日朝・夕の覚醒状態を主治医が判定し，その都度リスペリドン内用液服用を指示する事とした。

　朝9時，混乱し介入拒否。15時，点滴中であるもベッド上で座りズ

ボンを脱いでいる。点滴のルートを握り離そうとしないため，上肢固定する。リスペリドン内用液（0.5mL，夕食後）服用指示。

以後穏和となりデイルームで過ごす。

《入院8日目》

午後0時40分，他室に入りベッドに座っている。17時，主治医訪室時は傾眠状態であったが，せん妄持続と判断しリスペリドン内用液（0.5mL，夕食後）服用指示。

同日以後せん妄は消失し，リスペリドン内用液服用の指示は行わなかった。

《入院11日目》

食事はほぼ全量摂取され，せん妄なく安定したため，点滴・酸素は中止する。

《入院12日目》

書き物に熱中し，食事を摂らない。過覚醒状態で，せん妄出現のリスク高いと判断し，緩和な抗ドパミン作用のあるスルピリドをせん妄予防の目的で処方した。

【処方】　スルピリド（50mg）1錠　夕食後

以後，過覚醒状態は消失し穏和となられ，入院19日間で退院に至った。入院期間中抗精神病薬アリピプラゾール及びリスペリドン内用液の投与日数は合計5日間であった。

退院後も2週間安定状態である事を確認し，紹介医にスルピリドの継続処方を依頼し，当院での治療は終結とした。

　┃診療のポイント┃

　せん妄は脳を含め身体疾患を基盤とする一過性の意識変容状態であ

り，興奮を呈する過覚醒せん妄と傾眠を主症状とする低覚醒せん妄が
ある。本症例の場合，超高齢による脳萎縮，慢性閉塞性肺疾患及び脱
水などの複合要因により生じた過覚醒性せん妄と考える。

　まずせん妄の身体的リスク低減のため，点滴，酸素吸入を行った。
超高齢のため，鎮静作用の弱いアリピプラゾールの最少量を選択した
が，入院2日目までは同薬単剤ではせん妄のコントロールは不十分で，
リスペリドン内用液頓服3回の追加投与を要した。その後は過鎮静の
ため，アリピプラゾールを中止。覚醒水準を細かくチェックし，リス
ペリドン内用液（0.5mL）の適時の服用が奏効した。最終的にはスル
ピリド（50mg）の継続投与でせん妄の完全消失を見た。

　高齢者のせん妄は，抗精神病薬を使用すると最初は効果が乏しくそ
の後急激に過鎮静となる。興奮してからの頓服より，頻回に覚醒水準
をモニターし，覚醒水準の推移を予測して興奮直前に先行投薬する等，
きめ細かに薬物調整する事がポイントと言えよう。

症例48　抗精神病薬で歩行転倒リスクが改善した アルツハイマー型認知症

　80歳代女性。認知症にて他病院で加療中。抗認知症薬メマンチン，
抗不安薬クロチアゼパム，抗不安薬ロフラゼパム，頻尿治療薬プロピベ
リン（バップフォー®）を処方されている。

　頻尿を訴え度々トイレに行くが，次第に歩行不安定となり，転倒を繰
り返す。クロチアゼパムにより多少は落ち着くが，歩行不安定の原因で
はないかと当院初診に至る。

初診時
極端な内股歩行。腰部湾曲あり。ハキハキ話される。家では一日中落

ち着きに欠けるとの事であった。

　歩いてみるように言うと，気ばかりが先に立つ様子で前方突進して壁に突き当たられる。「入院して薬物調整を」とのご家族の希望により，初診の翌日入院となる。本人より入院の同意も得られる。

治療経過

《入院当日》

　会話はまとまりを欠き，歩き回ったり，座ったりと落ち着かず多動である。杖を持参されたが効果的に使用出来ない。車椅子に座って食事を待つ間も落ち着かず，車椅子から立ち上がったりする。

【入院時処方】　アリピプラゾール（3mg）0.5錠　夕食後

《入院3日目》

　車椅子乗車中，立ち上がろうとする事が多く落ち着かない。尿意を頻回に訴えられるためトイレ誘導するが，排尿後も落ち着かなさは不変。歩行練習すると，次第に前屈となりスピードが出て，足がついて行けなくなる。多動，歩行不安定で危険なため，ベッド安静を指示したが指示には従われず，転倒リスクの高い状態が持続する。

《入院6日目》

　主治医が訪室したところ不在で，他患者の部屋に入っており，「ここは大阪ですか」と言われるなど，混乱が認められる。

　ワサワサして食事にも集中出来ない。看護師によると，頻尿に関しては失禁なく，自力排尿可能で問題はない。アリピプラゾールを増量した。

【処方】　アリピプラゾール（3mg）1錠　夕食後

《入院14日目》

　その後アリピプラゾールは6mgまで増量したが落ち着かず，アリピプラゾールの治療効果が乏しいため，より鎮静効果の強いリスペリドン

内用液に処方変更する。

　【処方】　リスペリドン内用液（2mL）　夕食後

《入院 17 日目》

不眠，混乱続くため，より鎮静作用の強いクエチアピンに処方変更する。

　【処方】　クエチアピン（100mg）1 錠　夕食後

《入院 19 日目》

ホールにて経過。食事に集中出来，全量摂取する。食後も車椅子に乗車し，自力で駆動して過ごす。

《入院 26 日目》

朝は 6 時に覚醒し，食事をゆっくり摂取するが，以後落ち着かずウロウロし，他患者に過干渉となると看護師の報告があった。クエチアピンを朝にも追加処方する。

　【処方】　（1）クエチアピン（25mg）1 錠　朝食後
　　　　　　（2）クエチアピン（100mg）1 錠　夕食後

《入院 28 日目》

デイルームにて車椅子。寒そうにして腕をさすっておられる。

（寒いですか？）「大丈夫です」

会話は成立する。

（歩いてみて下さい）「膝が悪いので直ぐには歩けない」

促すと車椅子から立ち上がり，ヨチヨチ歩きだが独歩可能であった。

《入院 30 日目》

デイルームでゆっくり歩行している。クエチアピンの朝追加による静穏効果の有無に関しては看護師によって評価が分かれる。

《入院32日目》

デイルームにて穏やかに過ごされている。

「歩いてみて下さい」と言うと，立ち上がるのには時間はかかるが，姿勢は良くなり安定した歩行が出来る。

クエチアピンは朝も処方した方が状態が良いとの看護師の意見を取り入れ，現処方を継続する。

《入院34日目》

看護師によると「午前中は過鎮静。午後になると落ち着かなくなる」との事。朝のクエチアピン（25mg）を朝昼分服（半錠ずつ2回に分けて服薬）とする。

《入院39日目》

「終日落ち着いている」と看護師。歩行も安定している。

《入院41日目》

自宅に1泊2日の外泊。外泊中は転倒なく独歩で日常生活が送れた。今までは途中で投げ出していた料理が最後まで出来た。2年前からは作れなくなっていた卵焼きも作れるようになったとご家族から報告があった。

《入院45日目》

歩行は独力で可能となり，認知症状もかなり改善して自宅に退院となる。

診療のポイント

　認知症の薬物療法は，認知症の中核症状に関しては神経細胞機能を高める抗認知症薬を処方し，幻覚・妄想，興奮や介護抵抗など周辺症状に対しては過度の神経伝達をブロックする抗精神病薬（参照16）が処方される。

　本症例は，初診時，極端な内股歩行・腰部湾曲があり，歩行の改善

は困難であると考えたが，落ち着きに欠ける多動状態（過覚醒状態）が歩行障害を助長していると考え，歩行障害改善の目的で抗精神病薬を単剤で処方した。アリピプラゾール，リスペリドンでは治療効果は乏しかったが，クエチアピンにより鎮静が得られ，鎮静と並行して歩行障害が改善し，会話や料理が出来るようになる等，認知症の中核症状や ADL まで改善が認められた。

　認知症の治療に際しては覚醒水準の評価を的確に行い，きめ細やかに薬物調整し，覚醒水準を適正化する事がポイントと言えよう。

参照16

向精神薬と抗精神病薬

　向精神薬にはさまざまな定義があるが，「中枢神経（脳）の他の機能に重大な変化を与える事なしに，精神機能や行動あるいは情動面に著しい影響を及ぼす薬物」と言えよう。抗精神病薬（統合失調症の治療薬），抗不安薬（神経症の治療薬），抗うつ薬（うつ病の治療薬），抗躁薬：気分安定薬（躁病の治療薬），睡眠薬（不眠の治療薬），抗認知症薬，精神刺激薬に分類される。

　抗精神病薬：向精神薬の一つ。統合失調症の治療薬であるが，認知症周辺症状の興奮などに効果がある。

症例49　低 Na 血症を合併し認知症状が増悪した症状精神病

　70 歳代男性。20 年前，妻が亡くなり以後独居。1 ヵ月前よりゲートボール仲間から「言動がどこかおかしい」と思われていた。某日「朝から自分が直前に何をしようとしたか分からなくなった」と訴え，かかりつけ医を受診した。普段と比べ，動作緩慢，表情に乏しく反応が鈍いた

め，認知機能の低下を疑われ，かかりつけ医より当院に紹介受診となる。

初診時

　息子さん同伴にて時間外受診。血液検査にて，低Na血症117mmol/L（正常値134～148mmol/L）を示したため，この時の時間外担当医はNa補正の点滴を行った。

治療経過

《4日後》

　息子さん同伴で受診。この時より筆者が担当医となる。

　息子さんより「この4日間一緒に暮らしてみたが，とても一人で暮らせる状態ではない。どうして急にこんな状態になったのか入院して調べて欲しい」との訴えがあり，当日急性期治療病棟閉鎖ゾーンに入院した。

　血液電解質を再検査したところ，血中Na濃度は117mmol/Lと低Na血症が持続しており，認知症と低Na血症の合併により惹起された症状であろうと息子さんに説明した。

　受診時の本人の応答は迅速で，意識障害は認めなかったが，長谷川式簡易知能スケールでは，7点（満点30点）で，「やや高度に認知症状態」が示唆された。かかりつけ医では高血圧症などの治療中であったが，低Na血症の起因薬は処方されておらず，抗利尿ホルモン（ADH）値も正常範囲だった。

　低Na血症を来す疾患を精査したが，いずれも該当する結果は得られず，原因不明であるが尿中Na排出増加のみが認められた。

《入院2日目》

　経口的に食塩（3g/日）を投与開始した。以後Na濃度が正常化するまで食塩付加は継続した。

《入院 7 日目》

　激しいせん妄が出現し，デイルームで服を脱ぐ，夜間徘徊，天井を破
壊するなどの行為が出現した。このため鎮静目的に次の通り処方した。
【処方】　クエチアピン（25mg）1 錠　夕食後

　その後，クエチアピンを 50mg に増量し，不穏状態に対してはリスペ
リドン内用液（1mL）の頓服で対応した。

《入院 17 日目》

　せん妄は完全に消失し，穏やかとなったため開放ゾーンに転室となっ
た。低 Na 血症の改善に伴い長谷川式簡易知能スケールでも 18 点（満
点 30 点）となり，「軽度の認知症」のレベルまで改善した。食塩の経口
摂取に関しては自宅での生活を考慮して，海苔の佃煮で代用する事に
し，家庭での低 Na 血症の予防は可能となった。

《入院 24 日目》

　血中 Na 濃度 137mmol/L と正常化した。

《入院 66 日目》

　介護支援体制の準備が整ったため，自宅へ退院となる。
【退院時処方】　クエチアピン（25mg）2 錠　夕食後

診療のポイント

　精神科領域では統合失調症などの疾患で，多飲水により低 Na 血症
を惹起し，意識障害から時には死に至る重篤な"水中毒"を発症する
事が良く知られている。老年期の低 Na 血症は主に抗うつ薬や降圧薬
などによる薬原性に生じる事が多く，抗利尿ホルモン（ADH）値の
上昇を伴う場合が多い（抗利尿ホルモン不適合分泌症候群：SIADH）。
SIADH では起因薬剤を中止すれば低 Na 血症は治癒する。本症例では

起因薬剤はなく，抗利尿ホルモンの上昇も認められず，入院加療により低Na血症の精査を行ったが原因は特定出来ず，尿中Na排出増加のみが明らかとなった。治療としては対症療法であるが，食塩の経口投与を行い，低Na血症は改善した。その後，退院後の独居生活を考慮し，海苔の佃煮で代用とする事により低Na血症は予防可能で支援調整ののち自宅退院となった。

　独居の認知症患者では，食事摂取が不十分なケースが見受けられ，塩分不足から低Na血症を来す場合もあるため注意喚起したい。また老年期の意識障害や認知症の増悪時には低Na血症を疑い，低Na血症が存在すればそれに適切に対処する事がポイントであろう。

症例50　抗うつ薬の副作用で低Na血症発症し，不動状態を呈した認知症

　80歳代女性。10年前に夫が亡くなり，その後は一人暮らし。独居となった頃，心療内科でうつ病と診断され抗うつ薬を処方された。以後，かかりつけ医から抗うつ薬が継続処方されていた。

　1週間前，長女が本人宅を訪問したところ，動けない状態でいるところを発見し，A総合病院へ救急搬送。入院し加療されたが，気分の浮き沈みが激しいため，当院へ紹介となる。A病院からの紹介状の要約は次の通り。

　『診断：うつ病・低Na血症（水中毒）。

　かかりつけ医より，食思不振，抑うつ，希死念慮（疑い）として，A病院救急外来に紹介となった。

　血液検査にて，血清Na濃度114mEq/Lと低Na血症を認め，検査所見から水中毒と診断した［筆者注：多飲水による低Na血症と考えられたか？］。入院後は補液によりNa補正を行い，Na値は127mEq/Lと順調に改善し

ているが，気分の浮き沈みが激しく不安定』

初診時

娘さん同伴。本人は歩行不能で車椅子使用。

（食欲がないですか？）「分かりません。いつ食べたかも分かりません」

（気が沈みますか？）「私独り者だから，一人でどうやって生きているのか分かりません」

応答はチグハグであり，「表情の乏しさ」が特に印象的であった。

次に娘さんに聞いた。

（退院後はどうされますか？）「急に一人暮らしが無理な状態になったので，退院と言われて，どうしたら良いか分からず途方に暮れています」

「水中毒と言われても，水は口に含む位で多量に飲むわけでもないし」とも話される。

抗うつ薬フルボキサミンが処方されており，この薬剤の副作用で低Na血症が生じる事があると説明して，A病院主治医宛に次の通り返信した。

『診断：抗利尿ホルモン不適合分泌症候群（SIADH）疑い。フルボキサミンにより惹起された上記疾患も疑われると思います。ADH（抗利尿ホルモン）の測定はされましたでしょうか。いずれにしても現在の状態では単身生活は困難であり，貴院退院後は当院に転入院して頂き，加療致したいと存じます』

当院受診翌日，フルボキサミンは中止された。そして3日後に当院に入院となった。

治療経過

《入院当日》

入院時検査ではNa 140mEq/Lで正常範囲（正常値134〜148mEq/L）。入院後次第に活発となられ，表情も豊かで笑顔も出る。

《入院 3 日目》

夜間不眠・徘徊がみられるため，次の通り処方した。

【処方】　クエチアピン（12.5mg）1 錠　夕食後

A 病院より検査結果の情報提供あり。

Na 137mEq/L（正常値），ADH 5.7pg/mL（高値）（正常値 2.8pg/mL
以下）であった。低 Na 血症時の ADH 値でなく，低 Na 血症補正後の
高 ADH であるが，フルボキサミンにより ADH 高値が惹起されたもの
と推察した。

《入院 17 日目》

Na 140mEq/L，ADH 0.6pg/mL であり，抗利尿ホルモン不適合分泌
症候群は消褪した。以後，病棟には適応され明るく過ごされているが，
認知症に基づく ADL 低下状態であり，単身生活が不安であると訴えら
れ入院継続されている。

診療のポイント

　症例 49 と同様，老年期の低 Na 血症は，認知症症状の急激な悪化，
意識障害，食欲不振など様々な症状を惹起し，放置されれば致死性の
病態であるため注意を要する。診断のポイントとして，症状経過か
らまず低 Na 血症を疑い，血中電解質測定し，低 Na 血症を確認する。
次には抗利尿ホルモン不適合分泌症候群（SIADH）を惹起する薬剤が
処方されていないかを調べる。

　本症例のように ADH の高値が証明出来れば，抗利尿ホルモン不適
合分泌症候群（SIADH）の診断は容易であり，治療としては起因薬を
除去するだけで事足りる。

第11章
その他精神症状関連

症例51 特発性過眠症として紹介された過労性過眠症

19歳男性。工業高校卒業後，土木建設会社に入社。2ヵ月間の研修後，大型土木現場で働いている。

学生時代は居眠りなどする事はなく，研修中も問題はなかった。

昨年の7月に当地の工事現場に来たが，当時から朝5時半起床が出来ない日が週に1〜2回あった。上司が起こしに行くと何とか起きる。赴任当時は日中眠る事はなかったが，本年になり，仕事中も短時間眠るようになり，朝は毎日上司に起こされてようやく目覚める状態。就床は11時だが，すぐ眠れる場合と30分位は眠れない場合がある。仕事が終わるのは午後8〜10時の間。

下記の紹介状を持参し，会社上司同伴で当院初診に至る。

『仕事中突然の眠気あり，睡眠障害を疑いPSG（睡眠ポリグラフ検査），MSLT（昼間の睡眠評価）を施行致しました。夜間の睡眠障害は特に認められず，またNap（午睡）に対する睡眠潜時（就床から睡眠開始までの時間）は3〜4分（特発性過眠の診断基準に合致）でした。レムは1回しか認めず，その他ナルコレプシーの随伴症状もなく特発性過眠症と診断しました。仕事に支障をきたしているようですので，モダフィニル（神経刺激薬）の適応かと思われます。宜しく御加療お願い致します』

初診時

（自分では過労と思う？）「そう思う時もあります。休日は隔週2日であり，1日目の休日も2日目の休日も昼の12時まで寝ています」

（月曜日は起きられますか）「起きられないので起こしてもらいます」

（仕事の適性はあると思う？）「仕事自体は好きだけど，不向きと思います。朝が早く，体力的に結構きついです」

上司によると仕事中の居眠りは危険なので20日間静養させようと実家に帰したところ，上記紹介状を持参したと言われる。

実家では夜11時までテレビを見て朝8時に起きる生活をしていた。

日中の居眠りはなかったが職場復帰しても相変わらずの状態との事であった。

　睡眠はステージ1からステージ4までの4段階に分けられ，ステージ4が睡眠の最も深いレベルであるが，持参した睡眠ポリグラフの結果からは睡眠ステージ3，4の深睡眠は16.6％（正常20〜25％）であり疲労回復に必要な睡眠が不十分ではないかと考えた。

　以上から過労と診断し，睡眠の質を良くするため，睡眠導入剤トリアゾラム（0.25mg）1錠を処方し，早寝，仕事軽減を上司に指示して以下の診断書を会社宛てに作成した。

　『診断：過労状態。過労による過眠と診断致しました。睡眠の質を良くするために睡眠導入剤を処方しました。今後仕事に慣れれば通院の必要はないと思いますが，しばらくは通院加療の必要を認めます』

　本人，上司とも診察結果とその説明に納得された様子であった。

治療経過

《1ヵ月後》

　昼間の居眠りはなくなった。仕事も軽減してもらっている。朝は目覚まし時計で起きるのと上司から起こしてもらうのが1対3位の割合になったと言う。

　トリアゾラムを中止，緩和な安定薬であるエチゾラム（0.5mg）1錠を処方し，そのエチゾラムも少しずつ減薬して中止するようアドバイスした。

　以後受診なく，職場に適応しているものと推察される。

診療のポイント

　特発性過眠症とは原因不明の過眠症であり，ヒスタミン系伝達が低下しているとの報告もある。ナルコレプシーや睡眠時無呼吸症より頻度が少なく，本疾患に対する知名度も低い。

　本症例は睡眠専門医による診断であり，診断基準に合致していると

言えなくもないが，過眠の原因に対する病歴聴取が不十分と言わざる
を得ない。特発性過眠と過労性過眠の治療は全く逆であり，検査所見
と現症状による横断的診断だけでは不十分であり，十分縦断的に病歴
を聴取していつ頃からどのような状況で過眠が生じているかを考慮し
て診断・治療を行う必要がある。

症例52　「耳鳴り・眩暈・血圧変動」が主症状の老年期ストレス性過覚醒状態

70歳代女性。10日前から頭位変換時に数分間程度持続する眩暈が
出現した。数日前，突然動悸が起こり内科受診したところ最高血圧
160mmHgで高血圧症による症状と診断された。降圧薬と鎮暈薬（眩暈
を改善させる薬剤）が処方されたが，眩暈は改善せず当院受診に至る。

初診時

半年前地域でトラブルがあり心痛し，それを機に耳鳴りが出現した。
夜は4時間眠ると目が覚める。耳鳴りが気になり寝付けず深夜2時以降
はテレビなど見て過ごしていた。以前の睡眠は良好であった。眩暈は
10日前，終日流れた震災報道をテレビで見たのをきっかけに発症した。

CT所見では頭頂葉萎縮が認められたが，しっかりした応対をされ，
認知症症状は認めない。血圧は114/72mmHg。歩行はスムーズで，ふ
らつきは認めない。

不快なライフイベントを契機に発症した一連の耳鳴り，眩暈，血圧変
動，早朝覚醒は，加齢による脳機能の低下とストレスにより惹起された
過覚醒状態による症状と診断し，次の通り処方した。

【処方】　クエチアピン（25mg）0.25錠　夕食後
　　　　　クロナゼパム（0.5mg）1錠　夕食後

服用中の降圧剤は一端中止し，経過観察とした。その旨内科主治医に
情報提供をした。

治療経過

《当日夜》

20時に服薬し，間もなく入眠。22時に一時覚醒したがその後翌朝6
時まで熟眠した。夜中の体位変換時にいつもあった眩暈はない。覚醒し
て起き上がり再び横になったらクラッと来たが，これまでとは異なり眩
暈はすぐ治まった。

《2日後》

20時30分に服薬し，21時入眠。4時30分まで熟眠。耳鳴り，夜間
の眩暈は完全に消失した。

《14日後》

血圧100/70mmHg。眩暈と耳鳴りは全く消失し睡眠も良好。しかし
午前中頭重感あり，体が重くスムーズな動作がしにくかった。家族旅行
があり，朝起きられないと困るため，その間クエチアピンは3日間服用
中止した。クロナゼパムのみ服用していたが，午前中は頭がボーっとす
ると話される。

クロナゼパムのhang-over（持ち越し効果）と考え，処方を変更した。

【処方】　スルピリド（50mg）1錠　夕食後

以後，一連の症状の再燃はなく3ヵ月が経過している。

❖追補症例❖

80歳代男性。初診時，20年前位から雨が降っているような，ボイ
ラーが鳴っているような音が終日聞こえ夜眠れないとの訴え。難聴もあ
り，人の話が聞き取れない。耳鳴りは草刈機より大きい音で，寝ていて

もその音のために目が覚めると話される。CT 前頭葉・海馬萎縮あり。本症例と同様な病態と考え，次の通り処方した。

【処方】　クエチアピン（25mg）0.25 錠　夕食後

《2 週間後》

（耳鳴りはどうですか？）「先生の声がわかります」

（音が小さくなりましたか？）「する事はするが，ワァーッとする位で大分小さくなりました」

（眠りはどうですか？）「良く眠れます」

　表情和らぎ，初診時は会話困難であったが，ほぼ普通に応答可能となった。

診療のポイント

　眩暈・耳鳴りの病因は末梢性（内耳性及びその他）と中枢性（脳）に大きく分類される。これらは原因不明のものが多く，一般的には治療は極めて困難である。

　本症例の場合，不快なライフイベントを契機に耳鳴り，眩暈，血圧変動，不眠が一連の症状として発症し，長期間持続していた。CT 上脳萎縮があり，加齢による脳機能低下状態下で不快なライフイベントがストレスとなり，過覚醒状態が惹起され一連の症状が発現したものと診断した。

　追補症例にも示したが，極めて少量のクエチアピンが耳鳴りを含めた一連の症状に著効した。本症状は認知症の BPSD（周辺症状）や老年性せん妄と類似の病態により発症した，ごく軽微な症状として捉え得ると考えた。このような症状の治療に関しては成書にも記載はないが，抗精神病薬，特に鎮静作用の強いクエチアピンの極少量で過覚醒状態を是正する事がポイントと言えよう。

症例53   28年間持続した重症チックの薬物療法

　30歳代男性。小学生の時，顔をしかめ首振りなどを呈するチックを発症したが，特に治療は受けていない。中学生の頃には一時軽快したものの成人になっても続くため，28歳時に内科を受診しハロペリドールを処方された。しかし，眩暈・ふらつきがあり処方中止となる。同時期に精神科クリニックで抗うつ薬とクロナゼパムが処方されたが無効であった。ジアゼパムも無効で，眠気強く服用を中止した。

　現在内科疾患のため治療を受けている。「チック症により仕事に支障がある」との本人の訴えを内科主治医が憂慮し，専門医の心理療法等が必要と判断されて当院紹介となる。

初診時

　顔面を含む全身の筋肉にチック（速い筋肉のぴくつき）が認められる。触診により横隔膜のぴくつきも認められるが，しゃっくりや音声のチック及び汚言はない。面接場面でも持続的にチックが認められる。緊張時や仕事中はチックが増強するとの事。

　重度チック症と診断した。汚言症などは認めないため，トゥレット症候群ではないものの，長期持続する重度チック症であるため，トゥレット症候群に準じた治療を行う事とし，前医の治療を参考に，まず中枢性降圧薬であるクロニジンを処方した。

【処方】　クロニジン（0.75mg）1錠×2回　朝夕食後

治療経過

《1週間後》

　クロニジンは効果がなく体が重いと訴える。錐体外路症状に有効なクロナゼパムを追加処方する。

【処方】　クロニジン（0.75mg）1錠×2回　朝夕食後
　　　　　クロナゼパム（0.5mg）1錠×2回　朝夕食後

《2週間後》

　自覚的には多少良いみたいと話される。頻度は不変であるが，チックの強度は弱くなっている。抗精神病薬であるリスペリドンを追加処方した。

　【処方】　（1）クロニジン（0.75mg）1錠×2回　朝夕食後
　　　　　　　　クロナゼパム（0.5mg）1錠×2回　朝夕食後
　　　　　　（2）リスペリドン（1mg）1錠　就寝前

《3週間後》

　最近は症状が軽い時もある。全体的には随分楽になったと言われる。頻度・強度共に初診時よりは随分減弱している。前回処方を継続した。

《7週間後》

　ほとんどチックは消失して，楽になったと言われる。面接場面でもまったくチックは消失している。ただ「リスペリドンは体がだるいし，自分の体ではないような気がするとの事で半錠だけ服用する事にしたところ，そうした症状はなくなった」と話される。

　リスペリドンが著効したと考え同薬単剤として処方した。

　【処方】　リスペリドン（1mg）0.5錠　就寝前

《11週間後》

　多少チックが出現する。チックは下肢が主。腹壁の収縮が1回／秒程度認められる。3剤併用処方に戻した。

　【処方】　（1）クロニジン（0.75mg）1錠×2回　朝夕食後
　　　　　　　　クロナゼパム（0.5mg）1錠×2回　朝夕食後
　　　　　　（2）リスペリドン（1mg）0.5錠　就寝前

《15週間後》

　診察場面ではチックは消失している。楽になった。仕事中には多少チックはあるが，耐えられるレベルだと話される。

　その後，リスペリドンとクロニジン，リスペリドンとクロナゼパムの

２剤併用効果を検討した。両薬剤の併用はほぼ同等の抑制効果が認められたが，３剤併用療法の治療効果には及ばなかった。

【最終処方】　(1) クロニジン（0.75mg）１錠×２回　朝夕食後
　　　　　　　　クロナゼパム（0.5mg）１錠×２回　朝夕食後
　　　　　　　(2) リスペリドン（1mg）0.5錠　就寝前

　上記処方にて小学生時代より持続していたチック症は，ほぼ完全に消失した。

診療のポイント

　チック症は幼少時に発症するが，その多くは青年期から成人になると軽快したり，全く消失したりする場合が多い。幼少時期のチック症に対しては家族療法などの心理療法が行われるが，成人になっても持続するトゥレット症候群（汚言症を伴うチック）に対しては本症例に使用されたハロペリドールやクロニジン等が使用される。

　近年ではクロニジンの無効例に対しては非定型抗精神病薬のアリピプラゾールやリスペリドンが推奨されている。28年間持続した，ハロペリドール抵抗性（副作用出現のため，有効性に関しては十分検討されていない）のチック症にはリスペリドン，クロニジン，クロナゼパムの３剤併用が著効した。

　難治性チック症は様々な神経伝達物質の関与が想定されるようであり，有効と報告されている薬剤の単剤療法のみでなく，それらの併用も視野に入れて薬物療法を行う事がポイントと言えよう。

症例54　長期不治であった舌痛，頭痛，耳鳴りの診断と治療

　70歳代女性。大腸癌の手術を受けた後５ヵ月位経過した頃より，舌

の痛み，頭痛，耳鳴りが出現。外科の主治医に相談したところ精神科ク
リニックを紹介され，うつ病と診断された。薬を処方されたが，眠くて
たまらず，その事を言ったら治療打ち切りとなった。それ以後はかかり
つけ医を受診。筋肉の凝りだろうと言われ，筋弛緩薬を処方された。そ
の後も色々処方変更されたがほとんど効果なく，看護師の友人の勧めで
発症から 5 年後当院初診となる。

初診時

　穏やかに病歴をきちんと話される。「舌から唇が痛い」「時には腫れる
事もある」「頭痛は後頭部を締め付けられる感じがする」との訴え。触
診してみると，両肩凝り著明。後頭神経頭蓋骨起始部圧迫による放散痛
あり。三叉神経に関しては，起始部圧痛あり。また顎部を軽くタッピン
グする事により疼痛発現する。

　口腔内を診ると，歯の乱れ著明。口腔内由来の疼痛も考えて，当日は
処方せず総合病院口腔外科を紹介した。

　紹介状の内容は以下のとおり。

　『病名：舌痛症。本日舌の痛み，肩こり，耳鳴りを訴えて受診されました。
重度の肩こり，三叉神経領域の痛みがあります。舌の荒れは認められませ
んが，歯が極めて乱れており，自分でも歯が原因でこのような症状が出現
したのではないかと考えておられます。口腔外科的に御高診下さり，必要
であれば御加療頂けば幸甚です』

治療経過

《1 ヵ月後》

口腔外科からの以下の診断書を持参して当院再受診する。

　『診断：口腔内心身症疑い，口腔乾燥。

　　上記診断しました。基本的には対症療法になりますが，口腔乾燥もあり
ますので，口腔内保清を行う目的で含嗽剤を処方し，当科にて経過を診た
く存じます』

口腔外科の指示に従い，「うがい」をしているが変わりない様子。凝りと頭痛が困ると訴えられる。三叉神経痛，後頭神経痛に対しては抗てんかん薬・三叉神経痛治療薬カルバマゼピンを，肩こりと舌痛には抗不安薬オキサゾラムを処方した。

【処方】　(1) オキサゾラム（10mg）1錠×2回　朝夕食後
　　　　　(2) カルバマゼピン（100mg）1錠　夕食後

《2週間後》

凝りも頭痛も耳鳴りも改善した。口の中も気にならなくなったが，少し眠気がある。表情も明るくなっておられる。

《3ヵ月後》

夕方になると多少口がぴりぴりするが，以前の事を思うと雲泥の差だと話される。以前は頭皮もぴりぴりして櫛が使えなかったが今は大丈夫ですと言われる。顎部タッピングしても痛みはない。

診療のポイント

　三叉神経痛や後頭神経痛は座骨神経痛などと同様な末梢神経痛であり，カルバマゼピンが著効する場合が多い。舌の感覚神経は主に舌咽神経であり，舌痛症に対してカルバマゼピンが有効であったのか，心身症としての舌痛症に対してオキサゾラムが有効だったのか定かではない。筆者は三叉神経痛や後頭神経痛を疑った場合は神経根起始部の圧痛点の放散痛の有無の確認や，神経支配領域のタッピングなど触診を欠かさない。このような診断に基づき処方薬を決定する事がポイントと言えよう。

症例 55　生活指導が奏効した心因性発熱

　19歳女性。単身で受診。高校卒業後1年間フリーター。今年の3月からエステ運営会社に勤めている。仕事は好きで対人関係も問題はないが，勤務時間が長いのが辛い。長い時は夜10時まで，1日12時間位働く。2ヵ月位前から体がだるく，体温を測定してみると微熱がある。時には38度台の発熱をする時もある。内科クリニックと総合病院内科を受診し，検査を受けたが異常はなく，治療法はないと言われた。

　10月になり精神的なものかも知れないと思い当院受診に至る。

初診時

　体温36.8℃，血圧141/79mmHg，脈拍81回／分。皮膚は湿潤。夜は12時に寝て，朝6時にスッキリ目覚めるとの事。

　朝夕2回体温測定を行い，その記録を持って3週間後に再度受診するように指示した。血液生化学検査も行った。薬剤の処方はなし。

治療経過

《3週間後》

　血液生化学検査の結果は炎症反応や甲状腺機能亢進は認められなかった。熱型，朝は全て平熱。夕は最高37.4℃，他は37度台の微熱が持続している。4連休中は朝夕共に37度以下の平熱であった。

　就労と発熱の因果関係が濃厚であり，心因性発熱の可能性が高いと考えられた。そこで，本人のスマートフォンで心因性発熱を検索させ，その場で読んでもらった。また症例51は本人と同い年の過労症例であるため，同様に読んでもらう。

　その後，まだ社会人としての生活習慣が身についていないので，ペース配分が分からず，無理をして「脳がオーバーヒートして熱発する」と説明した。本人も納得された様子であった。

　以下の対策を提案した。

　(1) 出来るだけ早く寝る。

　(2) 疲れたら，上司に休憩を申し出る。

　(3) 22 時に帰宅するまで何も食べていないため，19 時頃にチョコ
　　　レートを食べる。

　これらの対策を実施しても夕方の微熱が続くようならば，労務軽減が
必要な旨の診断書を作成して会社に提出する事とした。

《5 週間後》

　気持ちも体も楽になったと笑顔で受診された。対策に関しては，夜間
入床時間は不変。職場には何も話さなかったが，休憩時間は仮眠を取る
ようにした。夕方にはチョコレートも食べた。

　体温測定結果については，朝は全て平熱，夕については，37℃の日が
2 日，37.1℃と 37.3℃の日がそれぞれ 1 日あったもののそれ以外はほぼ
平熱であった。発熱日は生活習慣の改善により著明に減少し，過労が原
因の心因性発熱と確定診断した。

　生活習慣改善によりほぼ平熱に改善したので，治療終結とし，今後発
熱にあまり捉われないようにとアドバイスした。

診療のポイント

　心因性発熱とは，ストレスなどにより，体温中枢のセットポイント
（脳が適温と判断した体温）が上昇し微熱をきたす。発熱以外の症状
に乏しく，炎症所見，臓器障害もない。プロスタグランジンを介さな
い発熱のため解熱鎮痛薬が無効な事が多く，精神安定剤や抗うつ薬が
有効とされている（『今日の診断指針第 7 版』医学書院，2015 年）。しか
し，安易に薬物を処方するのではなく，熱型と生活状況の因果関係か
ら発熱の原因を探り，その対策を実施し，それでも発熱改善が乏しい
場合に鍵って薬物療法を併用すべきだと考える。

　本症例では，まず朝夕 2 回一定期間の体温測定を行ってもらい，生
活状況と発熱の因果関係を探った。長時間労働による過労が発熱の原

因と推察されたので，疲労を緩和するように生活環境の改善を提案した。さらに本人の工夫を加えた実際的な生活改善の実践により，発熱はコントロールされ，倦怠感などの自覚症状も改善した。

　安易に薬物に頼らず，熱型と生活状況との因果関係を突き止め，対策を講じた方略が受診後早期に治療終結に至ったポイントと言えよう。

症例56　うつ病として紹介された神経性食思不振症

　50歳代女性。夫とは死別。女手一つで育てた娘が結婚する事になった。娘が結婚する時には親として充分な支度をしてやりたいと常々思い準備もしてきたが，当人たちから極力簡素な結婚準備にして欲しいと申し出があった。自立し，親に迷惑をかけないためという心遣いである事は頭では充分理解出来たが，気持ちの上では長年自分の支えであった夢が消えたと感じた。そのショックからか嘔吐，下痢などが生じ，2ヵ月前から心療内科を受診するようになった。

　10日前に挙式が終了。翌日から食欲が極端に低下。心療内科や内科医院，総合病院などで連日点滴を受けているが，この数日ほとんど食べられない状態が続き，本人自ら入院を希望され紹介受診に至る。

初診時

　元々痩せていた（体重39kg，BMI値17）がこの10日間で体重がさらに4kg減少した。心療内科では抗うつ薬中心の処方と栄養補助剤としてエンシュア・リキッド®が処方されていた。

　娘の結婚までの経緯を涙ながらにも，しっかりした口調で語られた。結婚式前後は仕事も多忙で疲労もピークに達していた。結婚式が終わった途端，緊張の糸がぷつんと切れたと思うと話される。

　抑うつ気分，思考抑制はほとんど認めず，心因性ショックにより生じ

た神経性食思不振症と診断。個室開放療養病棟に入院とした。

抗うつ薬は中止し，以下の処方とした。

【処方】（1）オキサゾラム（10mg）1錠×2回　朝夕食後
　　　　（2）スルピリド（100mg）1錠　就寝前
　　　　　　ブロチゾラム（0.25mg）1錠　就寝前

　これまでの経過から，電解質や糖質の通常の点滴は奏効しておらず，激やせの消耗状態であるため，20％イントラリポス®（100mL）（参照17）の点滴を行った（5日間）。食事は普通食とし，主食は粥とした。

治療経過

《入院初日》

　午前中の入院であったが，外来で「思いの丈」を話され安心されたのか，「昼食は半分食べた」「食べやすかった」「入院が決まったら息が楽に出来るようになった」と夕方訪室時に話される。

《入院3日目》

　順調に食事量増加し，粥全量摂取可能となる。

《入院5日目》

　主食を粥から米飯に変更した。普通食を全量摂取される。
　以後順調に回復され，2kg体重増加した。

《入院12日目》

　（ショックから立ち直りましたか？）「はい。前向きに考えます」
　調子いい，すっかり元気になりましたと言われ，無事，退院に至る。

《退院14日後》

　「元の生活に戻りつつある」「仕事は退院後1週間短時間勤務，以後は通常勤務をしている」「元気になったので薬を2日間止めてみたが，中

途覚醒するので飲もうと思う」「ご飯もしっかり食べている」などと話
された。

診療のポイント

　発症し心療内科受診を開始して2ヵ月が経過。食欲不振により外来
での点滴開始から10日間，全く改善傾向の認められなかった食思不
振症が入院当日から改善傾向が認められ，20日間でほぼ病前の状態
にまで改善に至った。

　本症例の診療のポイントは以下の3点であったと考える。

　　(1) 食思不振をうつの症状としてではなく，娘の結婚までの葛藤
　　　　から生じた心因性ショックによる神経性食思不振症と診断し，
　　　　それに対する精神療法と薬物療法を行った事。

　　(2) 入院による安心感の確保と適切な食事の提供。

　　(3) 脂肪乳剤イントラリポス®(参照17) の点滴。

　特に，イントラリポス®点滴による，このような心因性食思不振に
対する食欲増進「呼び水効果」は時々実感している。

参照17

イントラリポス®

　イントラリポス®は必須脂肪酸を含む点滴用脂肪乳剤である。長期間に
わたり食事が摂れない場合，低栄養状態（飢餓）に陥る。飢餓に対して高
カロリーの糖質輸液を短期間で強制投与すると，心不全や呼吸不全，腎不
全，肝機能障害などの重篤な副作用を呈する事があり，リフィーディング
(refeeding) 症候群と呼ばれる。そのため糖質の代わりにエネルギーの一部
を脂肪から補う事も考慮する必要がある。また，糖質輸液で必要エネルギー
が補充出来ている場合でも，必須脂肪酸の補給という意味から最低でも1週
間に20% 100mL は補いたい。

　脂肪乳剤は，脂質代謝異常症や血栓症，血液凝固能異常，重篤な肝障害な
ど使用出来ない場合もあるので注意が必要である。また，脂肪乳剤投与によ

る脂質代謝異常を防ぐために，投与速度に注意が必要である（体重50kgの場合20% 100mLを4時間で投与する事が望ましい）。

　本症例では，食欲低下が体力を奪い，さらに食欲が減弱する負の連鎖がみられた。脂肪乳剤を投与する事でこの連鎖を阻止出来たのではないかと考える（当院薬剤師M）。

症例57　うつ病のリストカットとして紹介された アルコール依存症

　20歳代女性。リストカットをして総合病院外科を受診。精神科クリニックでうつ病として治療中であったが，情動不安定なため総合病院外科医から当院紹介受診に至る。

初診時

　家族同伴受診。生活歴を聴取中，酒臭に気付き酒歴について尋ねたところ，17歳から飲酒しているとの事であった。

　「当時は何を飲んでいた？」と質問したところ，筆者をまじまじと見つめ，何故そのような事を聞くのかと怒ったような物腰で問い返す。

　「貴女を一瞥してアルコール依存症を疑ったので酒歴を聞いている」と答えると，しばらく沈黙した後「自分では酒が問題だと思っていたのだが，どの医者もその事を聞いてくれないので言い出すチャンスがなかった」と返答する。急に素直な態度となり，正直に次のような病歴を話してくれる。

　『14歳頃からむしゃくしゃした時にチューハイを飲むようになった。この数年は焼酎1日3合程度。高校卒業後就職したが，次第にやる気が出なくなり，精神科クリニックで治療を受けている。現在うつ病で休職中。自宅にいるため毎日朝から飲んでいる。1升パックの焼酎が2日で

なくなる。また2年前からは歌が聞こえるようになった（幻聴）』

　血液検査の結果は肝機能異常なし。CT所見では軽度脳萎縮，手指振戦なし。アルコール依存症と診断した。アルコール治療を希望され即日入院となった。

　当院アルコール依存症治療プログラムは8週間であるが，精神科クリニックからの診断書で休職しているため，今回はその期間終了までの6週間を治療期間として設定した。処方は次の通り。

【処方】（1）オキサゾラム（10mg）1錠×2回　朝夕食後
　　　　（2）レボメプロマジン（5mg）1錠　就寝前
　　　　　　プロチゾラム（0.25mg）1錠　就寝前

治療経過

　入院後は穏やかに過ごし離脱症状も出現しなかったが，入院3日目と10日目に外泊を強く希望し父親もそれを受け入れる（アルコール依存症治療プログラムでは，原則入院後1ヵ月間外泊を許可しない）。

《入院19日目》

　突然退院を希望し，キーパーソンであった父親も了承。アルコール治療プログラムも不十分のまま退院となる。

　退院に際しては本人と父親，婚約者に「若年発症で，脳萎縮まで起こしている状態である。再発のリスクが極めて高いため，シアナミド（抗酒薬）を必ず服用するように」と告げた。

【退院時処方】（1）オキサゾラム（10mg）1錠×2回　朝夕食後
　　　　　　　（2）レボメプロマジン（5mg）1錠　就寝前
　　　　　　　　　　プロチゾラム（0.25mg）1錠　就寝前
　　　　　　　（3）シアナミド（5mL）　朝

《退院20日後》

　飲酒の上，家族に「死ぬ」と電話してリストカット（20針縫合）し，総合病院で大暴れしてパトカーに乗せられ，深夜当院に搬入される。

　退院後は毎日飲酒していた様子。受診時は酩酊状態ではないが，「家

に帰る」の一点張り。入院に対する同意は得られず，警察官，看護師の制止を振り払い出て行こうとし，興奮状態を呈する。このため医療保護入院として隔離室に入室となる。

薬物治療は退院時と同処方とした。

《**再入院3日後**》

本人，父，姉，婚約者，主治医（筆者）で今後の治療契約を取り交わす。

(1) 父親は娘（本人）の希望を受け入れやすいため，姉にキーパーソンになってもらう。

(2) 病状が安定するまでは医療保護入院とする。

(3) 閉鎖病棟に入院中は閉鎖病棟の規則に従う。

(4) 病状安定し開放病棟に出た場合は開放病棟の規則に従う。

(5) 入院期間は1ヵ月程度とする。

その後も「何が何でも依存というのは間違っていると思う」「息が詰まる。出たい」と泣きながら訴え，「ハンガーストライキをする」と抵抗を示したが，次第に落ち着く。

《**入院10日目**》

「裏切る事（自傷，飲酒）をして入院したのは甘えがあった」「元気になる事が皆に対する恩返しと思う」と言う。情動安定したと判断し，開放棟に転出し，任意入院に処遇変更した。

アルコールプログラム，SST，OT活動にも積極的に参加してアルコール依存症についての自覚も芽生えて来た。

【当院アルコールプログラム前期目標】

(1) アルコール依存症と自覚する事が出来る。

(2) 酒を飲んではいけない事を理解出来る。

【本人振り返り文（要約）】

・この度は2回目の入院という事もあり，前回の入院では学べなかった様々なアルコールによる体への影響や，なかなかやめられない恐ろしさを理解する事が出来た。

・自分は酒の量をコントロール出来ずに，飲んでしまう。お酒が切れてしまうと，離脱症状が起こるという2点から，普通の酒飲みとアルコール依存症との線引きがされている事を学んだ。

・アルコール依存症の治療は断酒しか方法はないといった事を学び，節酒ではなく，断酒という事を良く理解出来た。

《入院36日目》

「入院して良かった」と本人が言い，「良く頑張った」と主治医は本人を称え退院となる。

《退院2週間後》

1日だけ缶ビールを2本飲んだが以後は断酒し，仕事に行っていると話す。

以後，3年間受診なし。

診療のポイント

　本症例の長期予後は不明であるが，少なくとも退院後3年間は問題行動を起こしての受診がない事から，社会生活を送れているものと推察される。

　アルコール依存症の治療は，

(1)入院により酒から離脱し，精神的・身体的依存状態を絶つ。

(2)断酒ミーティングにより，通常の飲酒状況ではなく，アルコール依存症という病気であるとの自覚を得る。

の2点がポイントである。

　この症例は若年発症であり，情動不安定な難治例（再発を繰り返す）

と思われたが，２回目入院時の治療契約とアルコール依存症学習プログラムにより依存症という病気を自覚し断酒出来た，かなり稀な例と考えている。

参照18

アルコール性振戦

　アルコールは精神依存（酒を飲みたいという強い欲求）と身体依存（離脱時に精神・身体症状が発現する）の両者を形成する物質である。身体依存は離脱症状のピークが20時間程度の小離脱とそのピークが70時間程度の大離脱（振戦せん妄）に分類される。症例57は小離脱症状の１つである手指振戦が外来でも認められず，入院中も振戦せん妄は出現しなかったため，非常に精神依存は強いが，身体依存までは形成されていなかった症例と考えた。

症例58　統合失調症として紹介された薬物依存症

　40歳代男性。二浪し都会の大学に入学。１年留年し卒業した。卒業後２年間で３回の転職をした後，広告代理店に勤める。当時は仕事柄接待で飲み歩きが多く，２〜３時間睡眠で仕事に行くような生活状況。地方転勤となり，一人部長として働き，過労状態となる。

　気分が塞ぎこむためクリニックを受診したところ，メチルフェニデート（神経刺激薬。覚せい剤に近い作用機序を持つ）が処方された。うつ状態は改善せず，仕事が出来ないため退職して29歳時帰省した。

　以後はアルバイトを一時した程度で無職。帰省地のクリニックを複数受診し，メチルフェニデートを継続服用していた。またアルコールにも依存し，衰弱状態となり，33歳時総合病院精神科に４ヵ月入院したが，同院で幻覚妄想状態を呈して統合失調症と診断された。以後は同院にて

治療継続。総合病院精神科における処方（一日量）は次の通り。

ゾテピン（125mg），炭酸リチウム（400mg），ビペリデン（3mg），クロキサゾラム（3mg），フルニトラゼパム（2mg），ブロチゾラム（5mg）。

頓服としてゾルピデム（5mg）1 錠，エチゾラム（1mg）1 錠（特にエチゾラムは 1 日に 4 〜 5 錠服用）。

その後，薬物依存（市販の感冒用薬）でも総合病院に 1 ヵ月間入院した。父親は他界し，母親・弟と同居。父親が他界してからは抑えがきかなくなり，家族のクレジットカードを使い，インターネットで高額な品物や薬物をたびたび購入する。当院のホームページを叔父が見て，転地療法が必要と考えられた。家族から引き離す事で，何とか現状を変えたいとの切実な思いを持たれた母親・叔父同伴で当院初診となった。

初診時

紹介状は持参されず，自ら病歴を語られる。語り口から思考障害は認められず，接触性も良好で人格の崩れも感じられない。

「幻覚があるか」との問いには，「メチルフェニデートを服用していた時は『殺される』という感じがしていた。幻聴もあった。今は幻聴だけはある」との事。人格面の問題（叔父によれば，昔から思い通りにならないとすぐカッとなっていたが，次第にひどくなった）はあるとしても，メチルフェニデートにより精神障害が惹起された可能性が大で，薬物依存及び人格障害と診断した。入院予約とし，10 日後に急性期治療病棟開放ゾーンに任意入院となった。

治療経過

《入院初日》

（どうですか？）「今は幻聴ありません。眠れないのが困ります。今は市販薬を含めて薬を飲みたいという気持ちはありません」

SST，アルコール治療プログラム，柔道療法などに参加するように伝える。処方は次の通り。なお，「頓服は依存を形成しがちであるので一

切処方しない」と宣言しておいた。

【処方】（1）クロナゼパム（1mg）1錠×2回　朝夕食後
　　　　（2）ニトラゼパム（10mg）1錠　就寝前
　　　　　　　クエチアピン（100mg）1錠　就寝前

以後，処方変更なし。

《入院2日目》

「急に薬が減ったのでソワソワする」「夜間は良く眠れるが午前中は落ち着かないので頓服が欲しい」と担当看護師に訴える。「頓服は処方されていません」と答えると了解したが，午後再度「落ち着かない。ホームシックもあるが」と言われる。

看護師が院内散歩しながら話を聞くと「薬が欲しいから前の病院に戻りたい」と言うので，「特に入院して1週間が辛いと思うので，頑張りましょう。愚痴ならいくらでも言って下さい」となだめると「話したら楽になりました」と返答される。

《入院6日目》

主治医（筆者）診察。

（どうですか？）「精神的に辛い。ここに来て如何に郷里が良いかが分かりました」

（ここ浜田市で生活されますか？）「無理です」

（常に調子の高い状態を求めていますね？）「そうですね。お見透しはさすがです」

情動不安定なのが人間であるので，その状態を受け入れるようにとアドバイスした。

同日，母親より『おまえら家族を皆殺しにして自分も死ぬ』との内容の手紙が届き，さらに「本人が電話してきて怒鳴られた」との連絡があった。病棟では表面上の対応は穏やかであり，外出時間もきちんと守られているため，現状のまま見守りを続ける事とした。

　後に，当時の自己内面の精神状態を主治医に語ってくれたところによると，周囲が全て敵に見え，何かあったら『やっつけてやる』と思っていたそうである。

　以後 10 日間はほとんど他患者とデイルームで交わる事もなく，病室に引きこもっていた。

《入院 11 日目》

　「浜田には慣れたのでもう大丈夫です」「過呼吸が怖いので，昼の薬が欲しい」と希望される。クロナゼパムとエチゾラムの作用持続時間の違い，薬物依存に対して頓服は良くない事を再度説明すると納得される。

　「3 ヵ月間は入院して郷里に帰る。通院は当院で行う」と内面の葛藤など感じさせず，「あっけらかん」とした感じで話される。

《入院 14 日目》

　担当看護師に「柔道が良かったです。どうして良いのかはっきり分かりませんが気持ちが変わりました。母親に悪い事をしたと思います。家にも電話はしていません」と穏やかに話される。

《入院 15 日目》

　叔父，主治医，病棟 PSW との間で三者面談を行う。

　叔父によれば「先週，母親は心労で 3 日間ほど入院した。このため自宅への退院は難しい。収入は母親の年金と弟の給料だけの生活であり，本人を経済的に支える事は困難である」との事。

　主治医である筆者から，「本人の了解が得られれば，ここ浜田市で生活保護を受け，アパートで単身生活を送る方向で進めるが，本人が拒否すれば自宅に退院しかない」と伝え，今は治療者と本人が信頼関係を築く時期であるので 2 ヵ月後に再度面談を持ち，方向性を決めたい旨の話をし，了解される。

《入院16日目》

昨日の面談の結果を本人に伝える。

   (1) 3ヵ月間入院。退院後は浜田市でアパートを借り，生活保護を
      受け生活する。

   (2) 生活が安定すれば，郷里への転居も可能。

   (3) 障害年金には該当しないので，他には選択肢はない。

即座に「そうします。もう親には迷惑は掛けません」と明るく返答される。この時点では大分浜田市の生活になれ，冗談も言い，明るくなったと看護師の評価。

《入院18日目》

「まだ波があって安定しない。でも色々な事を無理に我慢しているのではなく，自然に我慢が出来るようになった。これから先は分かりませんが……」と担当看護師に笑顔で話される。

《入院24日目》

（どうですか？）「落ち着いています。入院前は体が重かったけど，今は軽くなった感じです」

（貴方は二重人格なのですかね？）担当看護師に自分は二重人格ですからと話している。「そんな事まで記録してあるのですか」と吃驚した様子。

（結局親とかに甘えていたと思う？）「自分でも離れた方が良いと思います」

（今の処方で安定したと思う？）「学生時代の自分に戻ったような気がします」

握手を求められ主治医も応じる。晴れやかな表情をしている。

《入院29日目》

就労継続支援事業所「しおかぜ」見学。

「正直，舐めていました。全部担当スタッフが住む場所とか，働く場所とか考えてくれて，自分はそれに乗っかるだけと考えていました。自分で出来る事に援助はなく，出来ないところだけに援助が入ると聞き，ちょっと気を引き締めないといかんと思います」と感想を述べる。

その後，さしたる問題行動も認めず，叔父が保証人となりアパートも決まり，生活保護を受給して就労継続支援Ｂ型（リネン・洗濯事業や庭園整備，リサイクル事業）で就労する事となり，入院３ヵ月で退院となる。

退院後半年が経過して友人も出来，浜田市の暮らしにも慣れ，仕事と毎週１回の柔道療法を楽しんでいる。金銭面では清貧であるが，都会での広告会社勤務時代よりは，はるかに充実した生活を楽しんでいると話している。

診療のポイント

今回の入院経過より考察すると，病前の人格面（本人の言では二重人格，叔父の言では思い通りにならないとカッとする）に多少の問題があるとしても，うつ病の発症時にメチルフェニデート（ほぼ覚せい剤と同様な薬理作用を持つ）を処方されたため，医原性に発症した薬物依存症と診断した。

その後の郷里における病院での治療に関しても，抗不安薬，睡眠薬の多剤大量療法が行われ薬物依存症の治療が適切に行われたとは言い難い。とくにエチゾラムは即効性があり，作用持続が短く情動のコントロールが可能なため，依存が形成されやすい薬物である事を広く認識される必要がある。当院での適切な薬物療法，担当看護師の適切な介入，SSTや柔道療法，就労支援事業などの総合的治療・リハビリにより劇的な改善が得られたと考える。

症例59　アカシジア出現により，診断・治療に難渋した不安障害

　70歳代男性。かかりつけの内科医より血糖値が高いので総合病院で入院治療するようにと指示されたが，総合病院の内科医からは「入院の必要なし」と言われた。その事をかかりつけ医に報告したところ不機嫌になられ受診し難くなった。これを機に不眠・不安感出現。それ以外にも「友人との間で悩み事あり」と訴え，当院初診に至る。

初診時
　友人間での悩みの詳細は話されなかったが，活気に乏しく，不安・抑うつ状態を呈していた。次の通り処方した。
【処方】（1）オキサゾラム（10mg）1錠×2回　朝夕食後
　　　　（2）ブロチゾラム（25mg）1錠　就寝前
　　　　　　スルピリド（100mg）1錠　就寝前

治療経過
《1週後》
最初の日は悪かったが，ほぼ良くなった。
「昨日は1回だけ中途覚醒した」と話された。

《3週後》
夜は眠れる。起きてもまた眠れる。
（悩みの件は？）「友達に会ってないので問題はない」

《5週後》
調子は良い。最初からすると随分良くなった。糖尿の方も改善傾向だが，今の内科医とは「気が合わない」との事。

《9週後》

外来担当医が診察。

「ここ2，3日モヤモヤが取れん。ジッとしておれない。横になって休もうと思うが出来ない。明日の主治医の受診日まで待とうと思ったが，ジッと出来なくて。発狂したらどうしようと思って受診した」

（何か思い当たる原因がありますか？）「色々ストレス。血糖の事とか，病院をアチコチ廻されたり，山の事とか，コロナとか，次から次へと出てくる。考え過ぎと思うが，元々神経質だから何でも考え過ぎとは思うが，今日はやれん」

頓服希望され，リスペリドン内用液（0.5mL）5回分処方する。

《10週後》

リスペリドン内用液は良く効いた。しかし体がだるい，胸の方がおかしいと訴える。再び，リスペリドン内用液頓服を7〜10回分処方する（以後，診察毎に処方する）。

《12週後》

「息苦しくてやれん。どうにかして欲しい」

（原因はありますか？）「全部解決しました」

パニック発作の可能性も考慮して抗うつ薬エスシタロプラムを追加処方した。

【処方】　(1) オキサゾラム（10mg）1錠×2回　朝夕食後
　　　　　(2) ブロチゾラム（25mg）1錠　就寝前
　　　　　　　 スルピリド（100mg）1錠　就寝前
　　　　　　　 エスシタロプラム（10mg）1錠　就寝前

《14週後》

（どうですか？）「助けて，どうにかしてぇ」「きつい助けて。呼吸が苦しくなる」

頓服のリスペリドン内用液を飲むと症状が治まるため，頻回に服用さ

れている模様。

オキサゾラムをより抗不安作用の強いクロナゼパムに置換する。

【処方】（1）クロナゼパム（0.5mg）1錠×2回　朝夕食後
　　　　（2）ブロチゾラム（25mg）1錠　就寝前
　　　　　　スルピリド（100mg）1錠　就寝前
　　　　　　エスシタロプラム（10mg）1錠　就寝前

《16週後》

（どうですか？）「ジッとしておれん」

（不安感は取れましたね？）「胸のモヤモヤは取れました」

この時点で頓服服用は6週間で50回にも及んだ。

リスペリドン内用液によるアカシジアを疑い，頓服は出来るだけ飲まないようにアドバイスした。

《18週後》

（どうですか？）「段々ひどくなる。朝から頓服を飲む」

（日中は何していますか？）「横になっています」

本人より入院希望あり。病状の全体像把握のためにも入院治療が必要と判断，予約を入れてもらう。

《19週後》

「キツイです。朝から震えがでる」

（頓服を飲んでいますか？）「あれがないとやれんのです」

頓服の処方を希望される。

《入院1日目》

当院治療開始21週目。初回処方以降のリスペリドン内用液（0.5mL）の頓服服用は84回に達していた。外来処方は継続，不安時頓服はリスペリドン内用液（0.5mL）からジアゼパム（5mg）1錠に変更する。

《入院 2 日目》

朝に訪室すると，ベッドで横になっておられる。

「今さっきより，手の震えが出始めた」と申し出られる。

手指振戦（＋），筋剛直（－），歩行スムーズ，不安様顔貌なし。

"震え"は不安により惹起されたのではなく，錐体外路症状としての振戦であると判断。スルピリドによる薬原性錐体外路症状を疑い，スルピリドを中止した。

《入院 4 日目》

「手の震えがいつ来るか」と心配げな様子。

手の震え（振戦）は薬の副作用で，病気ではないので心配する必要はない，自分の内面を見るのではなく，外界に目を向けて活動的に過ごされるようにとアドバイスする。

《入院 6 日目》

「ジッとしておれん」

（いつがジッとしておれない？）「今がやれん」

（どういう時ならジッとしていられる？）「散歩時などは集中しているので大丈夫」

離脱性アカシジアを疑い，ジアゼパム（10mg）筋注を行う。

筋注 20 分後，「すっかり落ち着いた」と話される。

《入院 7 日目》

調子は良い。"震え"はないが，"震え"に備えていると話される。震え（振戦）は薬の副作用であり，全く心配ない，時間経過により完全に消失すると説明。ジッと出来ない時は対処行動として「歩く事」を勧めた。

《入院 10 日目》

「助けて下さい。辛いです。それで散歩しています」

ここ 3 日間は割と落ち着いている方だとの事。

診察時，足踏みが認められる（アカシジア）。

《入院 13 日目》

入院後，この時点までのジアゼパム頓服服用は 6 回。

以後頓服（ジアゼパム）の服用はない。

《入院 16 日目》

振戦及びアカシジアはほぼ消失した。ただ不安感は消えていない。

「完全に治ってから退院したい」「もう少し不安感がなくなるように薬物調整して欲しい」と訴えられる。

【処方】　(1) オキサゾラム（10mg）1 錠×3 回　毎食後
　　　　　(2) ブロチゾラム（25mg）1 錠　就寝前
　　　　　　　　エスシタロプラム（15mg）1 錠　就寝前

《入院 20 日目》

「良くなったと思います。けどソワソワがまだ残っています」

（ソワソワする時には歩いていますか？）「はい」

手指振戦 ±。離脱症状は必ず消失すると強調しておく。

《入院 32 日目》

離脱性アカシジア及び不安症状は試験外泊時も病院でも完全消失し退院に至る。

以後，外来でも安定した状態を続けている。

診療のポイント

　主に糖尿病治療の医師間の治療方針を廻り発症した不安障害は 1 週後には改善したが，9 週後には再燃した。再燃した不安・焦燥状態の

診断・治療に難渋したため，入院治療としたが，病室で詳細に観察すると アカシジア（初期急性，その後離脱性アカシジア）症状である事が明らかになった。

　治療法としてはジアゼパムの頓服や筋注，対処行動としての歩行運動が有効であり，最終的には離脱症状が消失するまで1ヵ月間の時間を必要とした。

　薬原性錐体外路症状の病因とその特徴（参照19）を熟知した上で，詳細な行動観察により，不安症状とアカシジアを鑑別診断した事が診療のポイントと言えよう。

参照19

EPS（薬原性錐体外路症状）亜型の特徴と病因

EPS 亜型	抗精神病薬中断後 EPS 持続期間	抗コリン薬に 対する反応	ドパミン神経伝達
急性 EPS	数日以内	消失	(−)
遅発性 EPS	1年以上持続	悪化	(+)
離脱性 EPS	数週間以内	無効	(+)
遷延性 EPS	数ヵ月持続	無効	(− /+)

（+）ドパミン伝達亢進，（−）ドパミン伝達低下

[引用文献] Nishikawa, T. et al: Two cases of neuroleptic-induced prolonged extrapyramidal symptoms. Int. J. Psych. Clin. Prac., 9 ; 284-288, 2005.

付録
ブログ読者からの Q&A
（一部抜粋）

第2章　パニック障害関連

Q1　パニック障害に対するスルピリドとリボトリールについて

(1)『著者はこれらの薬物が保険適用される以前はスルピリドを50mg～200mg程度単剤または抗不安薬と併用して使用し，パニック障害の治療を行っていた』につき，スルピリドの作用機序からしてパニック障害に効果があるとは思われないのですが，なぜスルピリドでパニック障害の治療を行っていたのかを教えていただけますか？

(2)『リボトリールは抗てんかん薬として保険適用されている薬物であるが，精神科領域では最も強力な抗不安薬として広く使用されている』につき，高力価で依存性が強く，依存が生じると離脱が難しいベンゾジアゼピン類の筆頭であるリボトリール（クロナゼパム）の適応外処方をわざわざ喧伝されるのはどうしてでしょうか？

以上，ご教示を賜れますと幸いです。

［返信］

(1) パニック障害の症状は恐怖の情動回路が何らかの原因により，賦活されたものと考えており，その場合当然覚醒水準が上がるため，スルピリドを使用すればこれを防止できると考え使用したところ著効したため，以後の症例でも使用するようになりました。

(2) クロナゼパムは半減期が約27時間と長く，ベンゾジアゼピン系薬剤の中では依存を形成しにくい薬剤（もっとも依存を形成しやすい薬物は半減期の短いデパス）と考えられています。またベンゾジアゼピン系薬剤の離脱症状を緩和するための置換薬として用いられる事もあります。同薬はTDなど様々な精神神経疾患に有効であり，それ故その有用例を提示している次第です。(2019年6月17日)

Q2　歯の治療中にパニック障害になりました

私は歯の治療中に家でパニック障害になりました。

原因は歯並びがあってないんじゃないか？と考え始めたら息が苦しくなりました。家族や歯医者に伝えても見た目も大丈夫だしあっているからと……毎日毎日歯のことばかり考え笑顔も消えていきそうです。うつ病でしょうか？　気を許すとまたパニック障害になりそうでこわいです。

［返信］ 不安障害またはパニック障害と思います。精神科か心療内科クリニックを受診されたら如何でしょうか。(2020年4月20日)

第4章　気分障害関連

Q1　症例14について

　50代教員です。私も同様な環境で発病した一人です。イライラやフラストレーションは蓄積され病的なまでに鬱屈してきます。生活がかかっていますから，辞めるに辞められず，うつ病にかかって，クスリを飲みながらも無理やり通勤しているような人も少なくないと思います。将来に夢も希望も持てず，ただ目先の作業が忙しいだけで，使い捨てにされる運命を背負わされると，誰でも皆病気になり自殺を考えるようになります。

　私は今，復職プログラム中で，薬物療法とSSTを実施中ですが，最近になって思うことがあります。それは「仕事も何も，出来なくても許してあげよう」，自分に対しても他人に対しても，それができる人になろうということです。この病気を乗り越え復職できた教職員の方は，昨今の悩める同僚や生徒に対し健常者には出来ないフォローや指導ができるようになるのではないでしょうか。

> 【返信】「この病気を乗り越え復職できた教職員の方は，昨今の悩める同僚や生徒に対し健常者には出来ないフォローや指導ができるようになるのではないでしょうか」というご意見はそう思いますし，是非そのようになって頂きたいと思います。（2012年11月25日）

Q2　躁状態の時は視力がかなりよくなります

　双極性障害と診断され投薬により躁状態は治っております。

　ただ不思議なのは，①うつ状態が全く無い，②躁状態が本などの説明と微妙に違うところがある，ということがあげられます。私の躁状態は，覚醒状態と呼ぶととても自分としてはしっくりきます。

　あと変な話しですが，躁状態の時は視力がかなり良くなりました。このような事例はありますでしょうか。

> 【返信】うつ状態がまったくない場合は，双極性ではなく単極性であり，躁病だと思います。視力に関しては視力検査で改善しているのでしょうか？躁状態の時は景色が綺麗に見えるなど言う人はいますが，視力検査で視力が改善した例は知りません。ご自身の感じ方ではないでしょうか。
> （2015年9月26日）

Q3 認知行動療法を始めます

私は約10年うつと付き合い，コロナの不安と育児の不安から，ひどく重い状態になりました。動けるときは動けますが，理由なく泣いたり喚いたりイライラしたりします。今は絶望を感じ死にたいですが，息子のため思いとどまっています。

入院を勧められていますが，家族への迷惑を考えると入院したくありません。何より息子と離れたくありません。

一日の気分の波がジェットコースターのようですが，全く冷静になれる時もあります。だから，一日一日をどうにかやり過ごして，入院はせずにいきたいのですが，苦しくて仕方ありません。

来月から認知行動療法を始めます。月一の通院です。まだ，私は大丈夫でしょうか？

[返信] 記載された状態を拝見すると必ずしも入院を必要とする状態ではないと思います。認知行動療法と併用して適切な薬物を受けられて下さい。（2020年7月26日）

Q4 1時間毎に目が覚めます

ここ数週間，家庭環境が著しく悪く以前より明らかに自分が笑うことが減っていると感じています。月経周期的に不安定になりやすい時期ではあるのですが，家族と話すことも億劫と感じる時もあり，ここ数日は消えてしまいたいとそればかり考えてしまうことがしばしばあり，そんなことを考える自分に戸惑ってしまいます。

最近は入眠後1時間毎に目が覚め，その都度また眠れるのですが細切れの睡眠から午後に寝てしまうことが多いです。

心療内科または精神科にかかろうかと思っているのですが，どちらの方が今の私に適した科になりますでしょうか？

[返信] 基本的には精神科ですが，心療内科を標榜しておられるクリニックも精神科医が診療されている場合がほとんどですので，いずれの科を受診されても良いと思います。（2020年5月29日）

Q5 アナフラニール点滴について

私はうつ状態のひどい時，アナフラニール点滴をすると，2〜3日で元の状態に戻ります。主治医は心臓に負担がかからないようにと0.5Aから始めます。1Aから始めても心臓に負担がかからないのでしょうか？　また，1Aからの方が当然効きは良いのでしょうか？

［返信］ 当院ではメーカーが推奨するように生理的食塩水または5％ぶどう糖500mLにアナフラニール1Aを混入し2〜3時間で点滴静注しています。この点滴速度では問題となるような副作用が認められる事はありません。0.5Aより1Aの方が有効性は高いとは思いますが，貴方の場合はわずか2〜3日で元の状態に戻られるのであれば，現在の主治医の方法で支障はないと思います。(2019年11月11日)

Q6　非定型抗精神病薬の持続性注射について

今年6月29日に妻（50）が統合失調症の再発で入院しました。本人の病状の一つに「自分は病気でないから薬を飲まない」という事がありまして，薬を服用しないことも結構あるみたいです（リスペリドン・インヴェガ計9mg）。

13年前に初めて入院した時は最初注射を打ち，徐々に良くなり，4月で退院しました。今回は6月29日入院時点よりも症状が悪くなっている状況でして，全く先が見えません。9月10日に医師が12mgへ増薬を試みたのですが，本人は薬の量が増えたと言って服用拒否。仕方なく9mgに戻したとのことです。持続性注射を医師にお願いしているのですが，外来しか打たないと言われて，使用してもらえません。妻を救う方法はないのでしょうか？

［返信］ リスペリドンなど非定型抗精神病薬の持続性注射は極めて高価であり，療養病棟など包括病棟では使いづらいのだと思います。13年前の注射が効いたとの事ですが，当時持続注射はハロマンス，フルデカシンなどであり，薬価は安く，現在でも使用されているので，過去の治療歴を話して，ハロマンスなど使用してもらわれては如何でしょうか。(2019年10月3日)

Q7　うつ病で妄想がある場合の投薬について

昨年10月より母（60歳）が精神疾患を患いました。きっかけは父の金銭問題です。最初の診断は適応障害（落ち着きのなさ，不安が高く付きまといが激しい）だったのですが，その後被害妄想が出てきて（自分が窃盗犯だと思われてる，みんなが自分を見てる気がするなど），その後年末に悪化（今までの妄想に加えTVの内容が自分に言ってると思う，何かに操られてる気がするなどの妄想と家族への執拗な付きまとい）。1月半ばから統合失調症との診断で入院。現在も入院中です。

入院当初はセロクエルを服薬していましたが，気分の落ち込みが激しいとのことで，抗うつ薬の処方に移行していきました（妄想症状も落ち着いていたからだと思います）。

現在はジェイゾロフトのみの処方で6月は状態が回復し表情も戻っていたので

すが，7月に入ってからまた以前の様な被害妄想が始まっています（きっかけは同室の物盗られ妄想の様で今は別室）。

　今日看護師さんに聞いたところジェイゾロフトの量を増やした（今までは75mg）との事で見立てとしてもううつ病との事でした。妄想があるため統合失調症としての投薬は無くてよいのかと疑問に思っています。

> **［返信］** 妄想を伴ううつ病は抑うつ妄想状態と呼び，症例16にもあるように抗精神病薬を併用しないと，改善は困難と思います。妄想消褪後は減量・中止する必要がありますが，中止は困難でごく少量の抗精神病薬の併用を続ける必要もある症例も存在します。（2019年7月29日）

Q8　神経内科を受診しますが，経済的に不安です

　74歳の母ですが，4月終わり頃から食事が減り，5月には人前に出るのも何をするのも嫌になってきました。内科で睡眠薬と安定剤をもらって様子をみてましたが，6月には，喉の違和感，咽せ咳き込みや血圧低下，表情もなくなってきてました。（胃カメラ，ファイバースコープ，CT，嚥下評価簡易検査は異常無し）

　水分，減りましたが食事もしてくれてはいます。食事がとまってる感じがする。息できてるかと夜間になると眠れないようですが，側にいてあげると落ち着いて少しすると眠りにつきます。

　来週，神経内科を紹介され受診します。たぶん，経済的に不安が大きいと思います。私も働けていないので，たぶん神経内科への金額も心配してると思います。私自身，どう対応してあげるのかいいのでしょうか。また公的な医療費の支援はありますか。

> **［返信］** 症状からは担当診療科は精神科と思われますが，内科医から紹介された神経内科であれば，神経内科を標榜されている精神科医なのでしょうか？
> 公的な医療費支援は70歳以上であれば，健康保険高齢者医療費が適用されるだけで，それ以外で生活困窮があるならば，生活保護申請しか経済的支援はないと思います。（2019年7月7日）

Q9　うつ病になる可能性を指摘されました

　私は介護の仕事をしてもう少しで一年になります。最近首が痛くて整形外科で診てもらいました。二軒の病院ではリハビリすれば大丈夫との診断でした。少し頭が痛くて三軒目の病院に受診しました。MRIの結果，頚椎症と診断を受けました。

　その病院でもうひとつの病になる可能性を告げられました。うつ病です。自分では関係ないと思っていました。今後の不安もありましたが，これからはこのう

つ病に負けないように日々の生活習慣から見直さなければならないと強く感じました。

> **［返信］** うつ病の身体症状として「頭痛」はあり得ますが，MRI で器質的病変を指摘された上で，うつ病の可能性を告げられるのは「ちょっと解せない」と思います。うつ病の身体症状はあくまでも，「うつ症状」を基盤に発現するものですから。(2018 年 4 月 9 日)

Q 10　症例 21 について

　薬学生です。実は今回の記事と同じ新型うつ病のケースで処方例として出されているのは，サインバルタとレンドルミンです。サインバルタは SNRI で，今回の記事と同様の新型うつ病でも典型のうつ病と同じです。抗うつ薬の処方は意図がわかるものの，新型うつ病の場合，生活リズムの改善から睡眠薬の処方が実際の臨床現場では行われているのかどうか疑問を持ち，質問に伺いました。今回の記事においてはエビリファイの投与により症状が落ち着き，寛解に向かったのではないかと思いますが，これだけの投与で生活改善が可能かどうか，医学的立場からどのようにみますか。睡眠薬の投与について意見を聞かせて下さい。

> **［返信］** うつ病で睡眠障害があれば一般的に睡眠導入剤を処方すると思います。本症例の薬物療法は症状改善効果はあったものの，復職に際しての再燃予防効果は不十分でした。
> 『しかし，これらの治療過程や休職中の様々な体験を通じて成長し，自己の能力の限界と自分が本当にやりたい適職を見出し，安定治癒に至ったと考える』の部分が私が新型うつ病の治療で最も強調したいポイントです。(2016 年 8 月 2 日)

Q 11　クエチアピンで睡眠は改善しますか

　うつで不眠となり，マイスリー 5mg ～ 10mg とデパスを 0.5mg ～ 1.0mg を 14 年間内服しています。この 2 年は入眠はできても 3 時間ほどすれば，寝ているようでも頭の中で色々な事が考え？夢？となり熟睡感がなく，翌日元気がなく，仕事に支障を感じます。

　主治医に相談しても，取り合ってもらえず相変わらず，デパスを処方されますが，デパスをやめろとも言われます。効果が薄いデパスをやめたくても，睡眠ができないと，と思いだらだらと内服しています。そんな際に，クエチアピンを内服して熟睡できるようになった方を知り，私も希望していますが，長期内服をしても，問題のない薬なら主治医に変更を依頼したいと思っています。もちろん合わないかもしれませんし効果がないかもしれません。不安のためにデパスを内服

してるわけではないのですから常用量依存であるのは自覚しています。クエチアピンで睡眠を改善の可能性は，あるでしょうか？　副作用も心配です。

[返信] クエチアピンで睡眠改善の可能性は勿論ありますが，クエチアピンの適応症は統合失調症です。うつの不眠であれば，抗うつ薬のスルピリド100mg やレメロン15～30mg をまず処方してもらわれたら如何でしょうか。(2020年1月15日)

第5章　知的障害・発達障害関連

Q1　発達障害の場合，抗精神病薬に脆弱性がありますか

　息子が2年前から徐々に異常行動を起こすようになり，半年ほど通院させていますが，あまり改善が見られません。むしろ悪くなっているようです。処方は抑肝散（漢方薬）のみです。少し前から不安が強く過緊張な気もします。次回診療で抗精神病薬の治療についてお伺いしてみるつもりですが，息子は昔自閉症の傾向があると言われており現在の診断は広汎性発達障害です。いわゆる発達障害の場合も脆弱性があると考えるべきでしょうか？　もちろん主治医も精神科医なのでその程度はご存知だとは思いたいですが……。

[返信] おっしゃるように統合失調症と比べ，発達障害は抗精神病薬に対して脆弱性があるとは思います。しかし，大量・多剤投与ではなく，抗精神病薬の単剤少量投与であれば，副作用に対する懸念は少ないと考えます。息子さんの場合は抗精神病薬も含め，向精神薬での治療が必要と考えます。(2018年8月7日)

第6章　てんかん関連

Q1　息子がてんかん手術後暴力を振るうようになりました

　子供のことです。子供は左側頭葉てんかんです。薬物療法では，発作は抑制されず，イーケプラ，テグレトールの二種類を試し，外科手術に進みました。三種類目を服用しながら，手術を待ちました。

　ビムパットは，発作を抑制しましたが，目がチカチカする副作用はありました。

　手術で発作の焦点を摘出しました。発作はなくなりましたが，きれて暴力を振るうことが増え一旦暴力を振るい出すと15分は止まりません。日々どうしたら

よいかわからずにいます。

> **［返信］** 現在何科で薬物療法を受けておられるのでしょうか？　このような症状に対しては抗てんかん薬だけでなく，抗精神病薬の投与が必要です。私はアリピプラゾールがこのような症状には有効と思いますが，抗精神病薬の処方に関しては精神科医が習熟していますので，まずは現在の主治医に相談され暴力が治まらない場合は精神科を紹介してもらわれたら良いと思います。(2018年8月2日)

Q2　てんかんで暴言，神経過敏が起こりますか

　子ども7歳。3歳の頃にてんかん発作を起こし，その後テグレトール3年服用，移行期間半年おいて1年前にイーケプラ0.3gのみに変更しました。年に一度程度の右側の痙攣が主でしたが，発作が増えたためイーケプラに変更しました。

　口元の痙攣も徐々に増え始め，3ヵ月前には口元の痙攣があり，それ以降は発作がなくてもよだれが出る事が増えました。

　それ以上に，暴言，神経過敏，イライラ，しつこさが毎日あります。発作が原因なのか，成長の過程なのか，環境の変化が原因なのか？　てんかんでこのような症状は出るのでしょうか？

> **［返信］** 恐らく，発作を繰り返す事により形成される脳障害による「てんかん性性格」と思われます。このような症状がある事を主治医に話されて，対策を検討して下さい。(2019年10月2日)

Q3　てんかんで薬を飲んでいる娘が毎日暴れます

　子どもの事です。18歳の女子です。2年前にてんかん発作がでて，いくつかの病院をたらい回しに行きました。

　入院も何度し，検査，手術をした結果，側頭葉てんかんと診断されました。現在は薬の調整でてんかん発作は抑えた感じです。

　ただ逆に毎日暴れるようになり，妄想感強まり，妻や息子に強い嫌悪感を抱いています。妻や息子の部屋をめちゃくちゃにしています。警察に何度も通報しています。このままだと，家族の方がおかしくなりそうです，どのような対処をした方がいいのでしょうか。

> **［返信］** 精神科を受診され，適切な抗精神病薬による治療が必要と思われます。場合によっては入院加療も考慮されるべきでしょう。(2020年4月7日)

第7章　統合失調症関連

Q1　統合失調症の友人は通院もしていません

友人が統合失調症なのですが，今は病院に通っておらず薬も飲んでいません。その理由としては家族を経済的に支えなければならないため入院など出来ないからと聞いています。

気持ちのコントロールや，生活習慣は出来ているようですが，たまに消耗期が訪れるそうです。また，脳の前頭葉，海馬に障害があり，体への動きが鈍くなり立ちくらみや足に力が入らなくなる等の症状があるそうです。以下3点教えてください。

(1) このような症状の場合，心療内科での通院という形で薬での回復は可能なのか。

(2) 脳の障害との統合失調症との関連性はあるのか。

(3) 私は友人にどのように向き合っていけばいいのか。

> [返信]（1）病状が不明なので何とも返答が出来かねます。しかし，就労しておられるならば現状でも良いと思います。
>
> （2）一応脳内ドパミン仮説が世間で受け入れられています。
>
> （3）まず人として普通に向き合って行かれれば良いと思います。
>
> （2020年3月30日）

Q2　息子が病院に行きたがりません

浪人中の息子の様子に異変がみられ，行きたがらない息子を説き伏せて心療内科を受診しました。

息子は先生の質問に一言も答えなかったものの，妻の説明も勘案して適応障害か統合失調症の可能性が高く，閉鎖病棟での入院を勧められました（私は単身赴任で別居中）。息子が入院を拒み，薬を処方され，2週間後に再受診となりました。本人は薬も飲んでいません。

お聞きしたいのは，（1）本人がそもそも病気の認識がなく治療の意思がない場合，入院（ましてや閉鎖病棟）することが適切なのでしょうか？（悪化や家族への不信感等のリスク。ちなみに息子は自傷行為や人を傷つけるといった行為はありません），（2）親としては早期治療，早期治癒を願っており，入院が必要ならそうしたいと考えていますが，本人が治療の意識をもつためにどうすればいいでしょうか？

> [返信]
>
> （1）症例1，3，4，26は適応障害の診断と治療に関して記述しています

が適応障害の治療と統合失調症の治療方針は全く異なります。適応障害を入院治療するのに本人の同意なく入院治療する事は百害あって一利なしと思います。統合失調症で病識がない場合は本人非同意で入院させる場合もありますが，薬物療法が奏効してその後の外来治療に支障がない場合も多いと思います。ただし，病院の治療環境や主治医の力量で予後（アドヒアランス）は大きく異なると思います。

(2) 身体疾患では身体の不調や痛みなどがあり，病院を自発的に受診しますが，精神疾患も発症時は不眠・不安感・恐怖感など苦悩があります。ご家族としてはこの苦悩に焦点を当て対話を重ねられ，受診を勧められては如何でしょうか。（2019年11月14日）

Ｑ３　認知症の母の入院先が見つかりません

　私の母も統合失調症の疑いですが，自傷行為や，他人を傷付けるといった事をしないため，認知の症状は酷いものなのに入院ができません……。調べましたら，自傷行為や，他人を傷付けるといった事をする場合が入院の対象との事で，他の認知の症状では入院できる病院が見つからず，子ども達も母の夜中の行動で魘され，私も睡眠が摂れずに大変困っております…。どちらの病院に行きましたら，自傷行為や，他人を傷付けるといった事をしなくても入院を勧めていただけますでしょうか？　お聞きした話ですと，処方されたお薬を飲まない等日常生活が困難な場合入院できるとの事です。

　私の母もそうですが，本人が認めない場合，難しいですよね……。

【返信】自傷・他害の症状は措置入院の対象であり，認知症の周辺症状（BPSD）があれば，本人の同意がなくても，保護者（親，子供など）の同意があれば，医療保護入院が可能です。これは統合失調症で病識なく，入院治療の必要を精神保健指定が認めれば同様に医療保護入院は可能です。誤解されているように思いますが如何でしょうか？（2019年12月2日）

Ｑ４　20年間再発はありませんが，断薬は可能でしょうか

　40代女性です。20代前半に統合失調症と診断され1年程入院しました。それ以来ブロナンセリンを1錠服用しています。

　退院後20年以上フルタイムで会社員として働き，20年間再発したことはありません。それよりも，不安が強く，常に病気になったらどうしようと，病気に対する不安で病院を渡り歩くことが多いです。

　医師には5年で薬を飲まなくてもよくなると言われておりましたが，担当医師が転勤になり，別の医師に変わり，薬は続けたほうが良いとのことで現在も飲ん

でいるのですが，自分が統合失調症なのか，一過性のものだったのか，統合失調症様の状態だったのか，それとも薬が合っているのか，分かりません。断薬は可能でしょうか。

【返信】　文面からすると十分断薬が可能な状態と推察します。しかし「医師には，5年で薬を飲まなくてもよくなると言われておりましたが，（中略）分かりません。」については，診察したことのない私には何とも返答のしようがありせん。現在の主治医に断薬する事を宣言して，通院を1年程度継続されたら如何かと思います。(2020年7月28日)

Q5　統合失調症は抗精神病薬以外では治らないのでしょうか

29歳の息子ですが，3年前に統合失調症を発症し，その時は妄想があり，ルーランを飲んでいました。飲み忘れる事が多く，再発したのでゼプリオンの注射をして良くなり就職もしました。

仕事中の薬の副作用がつらいので，ルーランに戻してもらい，飲まない日が続き，また昨年12月に調子が悪くなってしまいました。今度は前回と違い，妄想は無く，顔をしかめたり，一人事を言ったり，笑ったりしていて，聞いてみるとおかしくないのに笑っていると言っています。医師に今度は緊張型ですかと聞くと統合失調症の型は最初の型と変わる事は無いと言われました。リスペリドンとインヴェガ，クエチアピンと順に試しましたが，どんなに少量でも性格が変わったようになり，暴れます。統合失調症は抗精神病薬以外では治らないのでしょうか。また統合失調症以外の病気ではないかと心配しています。

【返信】　息子さんはやはり統合失調症で，薬物療法が不適切なのだと思います。統合失調症の治療の基本は薬物療法で，それに加え，精神療法，リハビリテーション（SSTなど）を組み合わせて行います。主治医から治療方針について詳しく説明を受けられて下さい。(2020年7月8日)

Q6　断薬は諦めるべきでしょうか

統合失調症と診断されて薬物療法を受けてから数年で少しずつ薬を減らしていき，リスパダール0.5mgを夜寝る前に飲むだけでなんとかコントロールできるまでになり，その後0.25mgを数ヵ月経て断薬に挑戦しました。断薬の際はただ薬をやめるだけだとドパミン受容体のアップレギュレーションによる症状の振り戻しや，離脱症状が出るのではと思い，漢方の抑肝散を代わりに服用するようにしましたが，断薬後3ヵ月目くらいからまた陽性症状が目立つようになり，断薬後8ヵ月で陽性症状がひどいため，ほぼ強制入院に近い任意入院となりました。

薬をやめる際に隔日投薬はやらず，スパッと抑肝散に切り替えたのですが，リ

スパダールの隔日投薬や数日置きに投薬をしたほうが症状の振り戻し等なく断薬に成功できたのでしょうか？

今回の断薬を失敗した際に家族に大変迷惑をかけたので，断薬は諦めるべきかと色々調べていたところ，先生のサイトを発見し，少し希望が見えてきたような気がしています。抗精神病薬を飲んでいる私は，五感が本当の自分ではないような気がするのです。

> **〔返信〕** 抗精神病薬を断薬し，統合失調症を治癒に導く方法は断薬プログラムによるだけではありません。ここで詳細を述べる事は不可能ですので，拙著『分裂病治癒者のカルテ』を購入されて読んでみて下さい。（2020年6月16日）

Ｑ7　泌尿器科の薬で精神科の薬は副作用が増強しますか

兄（67歳）が統合失調症でハロペリドール 3mg，ビペリデン 1mg を服薬しております。23歳から服薬しているためか，指や顎のふるえが止まらないことと，泌尿器科の薬（タムスロシン）を一緒に飲むとめまいがひどいとのことで，勝手に断薬してしまいます。

ようやくやっとの思いで服薬させましたが，泌尿器科の薬と精神科の薬は副作用が増強するのでしょうか。

> **〔返信〕**
> （1）ハロペリドールの件：遅発性錐体外路症状が出現しているものと思います。エビリファイなどの非定型薬とリボトリールなどを併用されると振戦は軽快または消失すると思います。
> （2）タムスロシンの件：タムスロシンは末梢作用で，抗精神病薬の副作用増強作用はないと思います。（2020年5月11日）

Ｑ8　息子が一刻も早く薬を減らしたいと言います

息子（19歳）は初発で，急性入院して先日退院しました。

幻聴と幻覚は全てなくなり，考え方や話し方も発症前のように戻りましたが，頭はモヤモヤして，何か液体が頭から全身に降りてくる感覚はまだあります。

薬の副作用か消耗期に入ったか，本人はだるくて（勉強や遊びも）やる気がないと言っています。発症前はとてもポジティブな子でしたが，今はネガティブな発言ばかりしています。本人はこれが薬の副作用のせいと言い，薬を半分ずつ飲んで早く断薬したいと言っています。今飲んでいる薬は，（朝）バルプロ酸ナトリウム徐放剤 200mg 1錠，ロラゼパム錠 0.5mg 1錠，（寝る前）バルプロ酸ナトリウム徐放剤 200mg 1錠，ロラゼパム錠 0.5mg 1錠，エビリファイ OD 錠 24mg 1錠，

238

フルニトラゼパム錠 2mg 1 錠，ベルソムラ錠 20mg 1 錠。病院の先生はゆっくり
ゆっくりと減らしていこうと勧めていますが，本人はもう大丈夫と言って，一刻
も早く薬を減らしたいと言っています。保護者としては不安で仕方ないです。

> **[返信]** 客観的検査指標がない精神科診療に於いては良好な患者・医師間の対
> 話のみが，診療の生命線です。主治医と十分対話されて，納得の上で
> 治療方針を決められて下さい。自己判断で急速な減薬をされるのは私
> は反対です。(2020 年 4 月 13 日)

Q9　最大量の抗精神病薬と他の薬の併用は大丈夫でしょうか

　娘（18 歳）が昨年 6 月頃に発症し，通院しながら投薬治療（レキサルティ
0.75mg 不穏時リスペリドン 0.5mg 他）をしてきましたが，陽性反応が強くなっ
たため 1 月から入院しました。入院後症状が改善しないことから薬が増量され，
今ではレキサルティ 2.0mg，アリピプラゾール 24mg，ランドセン 0.5mg を処方
されています。レキサルティは最大量が 2.0mg と聞いていましたが，さらにほ
かの薬を服用しても大丈夫なのでしょうか？　病院へ問い合わせても医師からき
ちっとした説明がなく不安になっています。

> **[返信]** 診察もしてないのに主治医の処方にあれこれコメントをするのは医師
> として礼儀を欠く行為と思います。私は参照 11 表 1（本書 p.137）
> に従った処方を行っており，この方の場合はオランザピン単剤で治療
> すると思います。(2020 年 1 月 29 日)

Q10　リスペリドンがいきなり 10mg から 4mg になりました

　19 歳息子が統合失調症です。入院したものの，エビリファイ 24mg で 6 週間
経っても，幻覚が残っていたため，リスペリドンに変更して，8mg で 5 分に一
回ほどの幻聴だけになり，退院しました。
　自宅で普通の生活に戻り，疲れや不安もあったのか，幻聴が増えた日があった
ので，10mg まで増量しました。増量して 1 週間で眼球上転が見られ，幻聴も増
えた日がありました。その翌日からシクレストへの変薬を開始しました。
　今，自宅でリスペリドンからシクレストへの移行期間，1 週間経ったところ
です。今，シクレスト 10mg，リスペリドン 4mg です。幻聴は増えたり減った
り，毎日かなり波があります。アカシジアもあります。リスペリドンはいきなり
10mg から 4mg になりました。今までで一番調子が悪いのですが，早すぎる減
薬なのでしょうか？　変薬期間だから調子が悪いのでしょうか。シクレスト単剤
になるまでもうしばらく様子をみてよいですか？　リスペリドンに戻したほうが
いいのでしょうか？

［返信］ 診察もしてないのに主治医の処方にあれこれコメントをするのは医師として礼儀を欠く行為と思います。この質問は何とも答え難いのですが，私は参照11（本書 p.137）に従った処方を行っており，この方の場合はオランザピン単剤に，バルプロ酸やリボトリールを補助療法として併用して治療すると思います。（2020年1月29日）

Q11　こんなに大量の薬を一緒に飲んでも大丈夫ですか

家族（19歳）が急性入院しています。もう2週間経っていますが，先週末は大分良くなりました。今日はまた調子がよくないと言われました。薬を聞いたら，エビリファイ24mg，ジプレキサ5mg，ロドピン75mg，クエチアピン100mg，サイレース2mg，ベンザリン10mg。こんなに大量の薬を一緒に投薬するとよくないと聞きましたが，大丈夫ですか？

［返信］ 特に初発例の処方としては，多剤・大量処方で極めて不適切だと思います。この処方にどのように対処するかは，主治医権限なので何とも出来かねます。症状安定後にシンプルな処方に変更してもらわれるように頼まれたら如何かと思います。（2020年1月9日）

Q12　薬が多すぎるのではないでしょうか

統合失調症の急性期に緊急入院，3ヵ月後退院。現在自宅療養中の38歳男性。退院後3週間目，1日にリスペリドン6mgとピペリデン5mg服用。精神的には安定してるようですが，体調がよくないので，日中活動が出来ません。眠気と怠さを改善するのには薬が多過ぎるのではと思いますが，どうでしょうか？

［返信］ 恐らくご推察の通りと思われます。減薬するか，鎮静作用の少ないアリピプラゾールなどの薬物に置換する必要があると思います。（2019年10月2日）

Q13　リスペリドン0.5mgぐらいなら断薬は可能でしょうか

息子現在22歳，社会人1年目です。2018年の2月に，統合失調症と診断され，最初リスペリドン2mgを3回飲んでました。減薬を徐々に行い，現在リスペリドン0.5mgを熟睡前に1錠飲んでます。息子曰く体調もよく，もう薬はいらないと言ってます。0.5mgから断薬するには，2日に1回に薬を服用すれば良いのか？　それとも，この量なら止めていいのか？　教えてください。

［返信］ 主治医により，6mgから0.5mgへの減薬に成功された訳で最終段階

> の断薬まで主治医の指示に従われたら如何でしょうか。私見では，リスペリドン 0.5mg は尚再発予防効果を有する用量と思いますので，隔日投薬を３ヵ月間続け断薬される事をお勧め致します。(2019 年 8 月 16 日)

Q 14　主治医が一生の服薬は必要と言います

　二年前に統合失調症と診断された者です。一年半以上，幻聴などの症状はなし。現在三種の薬（ロラゼパム・ロナセン・タスモリン）を服用しております。

　眠気がひどいこともあり，依存性の強いベンゾ系薬であるロラゼパムを減らし，徐々に減薬，いずれは断薬したいです。が，主治医が再発予防のため一生の服薬は必須，と言う立場です。

　減薬→断薬，と言うプロセスは統合失調症治療のガイドラインに抵触するのでしょうか。また，出来れば効果が優しい抗不安薬をメインにしたいのですが，統合失調症の予防に効果がないためダメだ，と言われました。本当でしょうか？

> **[返信]** 統合失調症薬物療法に於いて減薬→治療終結（治癒）は私のライフワークです。拙著『分裂病治癒者のカルテ』を読まれて下さい。その本に私の考えの全てを書いていますので，私の主張に賛同されるならば，主治医に読んでもらわれたら如何でしょうか。(2019 年 6 月 20 日)

Q 15　減薬→再発を繰り返す医師の処方は正しいのでしょうか

　私の息子（15 歳）は今統合失調症の発作で３月初日から入院しています。最初の薬が効果を示し，状態が落ち着いてきていたのですが，ちょうどその時病院を移ることになり，次の病院の先生が薬が強すぎると言って，量を極端に減らしてしまいました。彼女曰く，再発の危険は分かっていたが，他に方法はなかったと。

　もちろん息子は再発しました。そして薬を変えるのかと思ったら，同じ薬を再発後も９日間与えつづけ，息子は文字どうり，ゾンビになりました。寝ないで喋りつづけ，一人で食事することもできない状態になりました。10 か目に医者もやっとおかしいと思ったのか，今まで使っていた薬をすべて一度に止め，新しい薬（クロピクソール）を一日目から相当な量使い始めました。そしてエビリファイは徐々に量を増やした様子です。

　恐ろしい治療のあと，幸いにも薬が効いて息子の状態は急激に良くなりました。しかし，医者はまた薬の量を早く減らし始めたようで，先週木曜日再発しました。その後私も色々調べ，様々なメディカルサイトで再発後は薬を変える，以前使っていた薬は使えない，などの情報を得ました。この情報は確かなものでしょうか？

　前回の苦い経験にも関わらず，医者はまた，まったく薬を変えようとしませ

ん。この医者の処方はただしいのでしょうか。息子はまた一日に2～3時間しか寝ず，しゃべり続ける状態が始まっています。日々悪くなる一方です。医者は薬をかえず，新しい薬を増やすと言っています。こんな状態ですから，私も眠れません，食べれません。どうか，この医者の処方が正しいのか，薬を変えるべきなのか，教えてください。

> **［返信］**　ご心痛拝察申し上げます。薬物療法の基本方針は参照11（本書p.137）に述べた通りですが，薬物の減薬のスピードは各種ガイドラインや医師により異なります。ただし，再発させない減薬こそが医師の腕の見せどころと言えるでしょう。私の場合は早目の減薬を目指しますが，それにより再発となる事はまずありません。お尋ねの「その後私も色々調べ，様々なメディカルサイトで再発後は薬を変える，以前使っていた薬は使えない，などの情報を得ました。この情報は確かなものでしょうか？」についてですが，その薬が有効であり，早すぎる減薬で再発したのであれば，再度同薬を使用して支障はないと考えます。以上原則論だけを回答させて頂きました。（2019年6月20日）

第8章　ジスキネジア・ジストニア関連

Q1　足が動かないのは薬の副作用でしょうか

　歩行障害についての相談です。私は17歳の時から統合失調症のため精神科の薬を飲んでいます。今46歳，女性です。2015年6月頃から右足が歩けなくなりました。整形外科，脳神経内科，マッサージなど様々な検査や施術をしていただきましたが，原因は分かりません。飲んでいる薬の副作用ではないか？と何度も主治医に質問しても薬ではありません。と言われてしまいます。
　今こちらのサイトを見て，何かアドバイス頂けたらと思います。
　現在飲んでいる1日分の薬を記載します。
　リスペリドンOD錠2mg／フルニトラゼパム錠1mg／ベルソムラ錠20mg／炭酸リチウム錠200mg／レバミピド錠100mg／エビリファイ錠12mg／アーテン錠2mg／ラモトリギン錠25mg／エチゾラム0.5mg。
　以上です。足が動かないのはやはり薬の副作用なんではないか？と今も悩んでいます。病院など変えた方がいいでしょうか？　毎日とても辛いです。

> **［返信］**　診察していないので何とも返答が難しいですが，薬原性のジストニアの可能性は十分にあると思います。（2020年12月8日）

Q2　抗不安薬でジスキネジアになりますか

　48歳男性です。20代前半の頃より抗不安薬（ほとんどレキソタン）を飲んで
きて，30代で多いときは5mgを一日5，6錠飲んでいました（合わせてデパス
を飲むことも）。これではいけないと思い，40代に入り断薬を決心し2ヵ月半ほ
どで一度止めましたが，急過ぎたのか耐え切れずに，以前ほどの量ではないもの
のまた服用。その頃からか口腔違和感が段々と出てきて，噛みしめが止まらな
かったり舌が動いたり。

　大きな病院へ行き，脳のCTスキャンやMRIを撮ったりしましたが特に異状
なく，一応診断はジスキネジア・処方されたのはグラマリールでした。1〜2ヵ
月飲んでみましたが特に変化もないのでそちらへの通院はやめて，現在は近くの
医院でレキソタン，リボトリール，カタプレスを処方してもらい，自己判断でレ
キソタンにしたりリボトリールにしたりしています。

　抗不安薬（レキソタン）でジスキネジアになるとは，色々見てもほぼ皆無です
が，私はそれしか飲んでおりませんでしたので，間違いないと思っています。原
因がレキソタンならそれをまた飲めば治まるかと思ってきましたが，なかなか変
わらないので，やはりリボトリールとカタプレスが良いのでしょうか。

　現在は朝昼晩にレキソタン5mgかリボトリール1mg，朝晩にカタプレス75
を服用しております。最近は精神不安（うつ症状？）も強く，本当はクリニック
へ行き抗うつ剤等も必要かもしれませんが，口への影響と副作用が怖く，薬も増
やしたくないため我慢しております。

［返信］
　（1）レキソタンがジスキネジアを惹起したのではなく，レキソタン離脱によ
　　　りマスクされていたジスキネジアが出現したのではないかと思います。
　（2）リボトリールとカタプレスが良いと思います。
　（3）抗うつ薬のSSRIとSNRIではジスキネジア惹起の恐れはないと思いま
　　　す。（2020年12月5日）

Q3　足の不随意運動がひどく，夜も眠れません

　ジスキネジアになり2年が経ちます。足の不随意運動がひどく，夜も眠れませ
ん。口も舌がねじれるので，マウスピースを外せず。こんなに辛いなら，死んで
しまいたいと毎日，苦しんでいます。先生は他人事のようで，薬も処方してくれ
ず，足のおかげで，家の掃除や，歯を磨くために立っているのもままならず，2
階にすんでいるのですが，階段もやっと登り降りします。何か薬はないのでしょ
うか？　このままだと，死にたい気持ちがおさまらず，死ぬ事ばかり考えてしま
います。とても辛いです。

［返信］ 参照12（本書p.141）に準じた治療を行ってもらって下さい。必ず軽

快すると思います。(2020年12月1日)

Q4　2年ほど前から口の中の痛みで苦しんでいます

　母は現在63歳です。29歳からうつ病と診断され，抗うつ薬を服薬していました。2年ほど前から口の中の痛み，顎が外れる，頭を後ろに引っ張られる，口のモゴモゴの症状があり病院を転々としました。しばらく原因がわからず脳の検査，歯の検査など様々な検査をしましたが健康な数値です。しかし，ここ1年は症状がひどく，食事が思うように取れなくなり体重が15キロ減り43キロになりました。エビリファイを使用していた経緯があり遅延性ジスキネジアではないかと最近，大学病院の若い先生から指摘がありました。精神科を再受診するとこの量では考えられないとのことですが今はアーテンを服用し，治療しています。しかしあまり効果がありません。ほかにどのような治療が考えられるでしょうか？
　補足，母は橋本病も持病としてあります。

　【返信】 遅発性ジスキネジアであれば，アーテンはむしろ逆効果であり，本書に述べているように，カタプレス，リボトリールが有効です。(2020年11月25日)

Q5　サインバルタの服用で首の斜頸が出ました

　首の痛みでペインクリニックで処方されたサインバルタを服用して，3日目に首の斜頸と唇，顎の不随意運動が出たので薬を中止して夜間救急へ行きました。経過観察と言われ翌朝，大学病院の神経内科に通いました。急性ジスキネジアと診断されアーテンを処方されましたが，逆に悪化するとのことなので飲まずにいました。2ヵ月経過した時にアキネトンの筋肉注射となり，打ちましたがあまり効果がありません。昔から向精神薬は一切飲んでませんが，急性ジスキネジアでも治療法は参照12（本書p.141）で良いのでしょうか？

　【返信】 急性ジスキネジアの治療は参照12（本書p.141）ではありません。薬原性の急性錐体外路症状はアーテン，アキネトンなど抗コリン薬が著効します。貴方の場合は向精神薬の服用歴がなく，抗コリン薬が無効であれば，他の原因による錐体外路症状を考える必要があるでしょう。高度医療を行う医療機関で精査される事をお勧めします。(2020年11月19日)

Q6　遅発性アカシジアの症状に抗コリン薬も効きません

統合失調症単純型と診断され15年経ちます。遅発性アカシジアの様な症状が

244

出現して抗コリン薬を服薬も効かず，リボトリール増量も効きませんでした。通院していたクリニックから大学病院を転々とし，診れる医師が見当たりません。

今都内の総合病院で出た提案は「薬調整で外来か入院，またはクロザリル入院，新薬ラツーダをクリニックへ転院し試薬」の三つですが医師も外来だとわからない様です。

どうすればいいか分かりません。ルーランから変薬でセロクエル，レキサルティ，ロナセンでアカシジアが出てしまいました。意見をもらえませんでしょうか？　どこで治療できるのか分かりません。

【返信】　最近の診断基準では統合失調症の亜型は不採用となっているようですが，かつての単純型と診断されたのであれば，「精神症状は目立たない」と考えられます。強力な薬物療法より少量のアリピプラゾールなどで治療を受けられたら良いと考えます。（2020年7月18日）

Q7　断薬しましたが，軽度の呂律不良が残っています

不眠で，ロヒプノール2mg（5年間）・メイラックス0.5mg（16年間）・デジレル50mg（16年間）を飲んでいました。2年前にロドピン12.5mgを処方され，その1年後にスラスラ喋れない感じ（軽度）・舌の筋肉が重い感じ・呂律不良がみられました。主治医は10mg程度では構音障害（錐体外路症状）など出ない，と言われました。私は怖くなり，主治医の許可をもらい，減薬，現在断薬しています。

断薬して2ヵ月が経ちますが，軽度の呂律不良が残っています。午前中は調子がよく，夜になるにつれて症状が悪化します。これは遅発性ジスキネジアなのでしょうか？　またデジレルが原因ということが考えられますか？

【返信】　断薬後2ヵ月後にも呂律不良が残っているならば，恐らくロドピンによる遅発性ジスキネジアと思います。本書に述べたような薬物療法を受けられて下さい。（2020年7月8日）

Q8　飲み合わせの問題でクロナゼパムは使えません

85歳の母についてのご相談です。精神科薬の副作用で口舌ジスキネジアを発症し，お薬の見直しで少し楽になったものの，ジスキネジアの症状は続いております。

現在服用しているのは，グラマリール，レキソタン，アモバンです。飲み合わせの問題でクロナゼパムは使えないとのことでした。グラマリールの置換薬をご教示いただけないでしょうか。

【返信】　飲み合わせの問題でクロナゼパムは使えないとの事ですが，レキソタ

ンとの飲み合わせでしょうか？　レキソタンをクロナゼパムに置換し，カタプレスを処方してもらわれたら如何でしょうか。（2020 年 6 月 26日）

Ｑ９　クエチアピンによるムズムズ脚症候群と診断されました

40 代男性です。3 年前から自律神経失調症（目の圧迫感やスマホやテレビがまともに見続けられない，気持ち悪くなる）などで精査しても異常なく，精神科に通いました。いくつか薬を変えながらクエチアピンを 100mg にして二週間後，寝ているときに足に動かさざるを得ない違和感を感じて飛び起きてしまいました。

神経内科ではクエチアピンによるムズムズ脚症候群と診断されましたが，原因薬を止めても治まりません。自分は朝から晩まで一日中症状がでますし，アカシジアではないかと思いましたが，アカシジアなら原因薬をやめれば治るからと言われました。

現在オランザピンとムズムズ止めにレグナイトを服用してますが効果感じず副作用が強く出てきて 300mg で断念。

いくつか薬を試しましたが，アキネトンとリボトリールがなんとか効く感じです。しかし遅発性ジスキネジアやジストニアが怖く，オランザピンとの併用でどちらがリスクが少ないでしょうか？

【返信】オランザピンと併用した場合，アキネトンとリボトリールでどちらが遅発性ジスキネジアやジストニア発症のリスクが高いかとの質問でしょうか。まずオランザピンが遅発性ジスキネジアやジストニア発症のリスクが高く，アキネトンとリボトリールはそれら疾患の抑制薬ですが，アキネトンはリスクが多少あり，リボトリールは全くないと思います。（2020 年 6 月 26 日）

Ｑ 10　ジスキネジアにカタプレスを使ってもらえません

ジスキネジアがひどくなり，ランドセン 1 錠を 1 日 3 回飲んでとても軽減したのですが，3 ヵ月程で効かなくなりました。同時期に歯に治療もしており，部分入れ歯になり，不思議なことにジスキネジアの症状が一時的では有りますが非常に軽減しました。これもまた 3 ヵ月程で口腔内の痛みや痺れ，粘つきが出始めました。

K 神経内科の先生にカタプレスをお願いしたのですが，勧められないと言われました。何とか 19 時頃まで頑張って部分入れ歯で耐えているのですが，限界がきて部分入れ歯を外すと舌に痛みが出ます。もう痛みを我慢するほかないのでしょうか？

【返信】ジスキネジアに保険適用のある薬物はありませんが，適応外使用を嫌

246

われているのでしょうか。であれば，本態性振戦治療薬アロチノロールを処方してもらわれたら如何でしょうか。薬理作用はカタプレスとほぼ同じで，一応不随意運動に保険適用のある薬物ですので！（2020年6月2日）

Q11　ジスキネジアの治療に主治医もお手上げです

　79歳母のことで悩み続けています。治療も上手く進んでおらず，母はもちろんのこと，家族もどんどんしんどい状況です。

　抗精神病薬や抗うつ薬，時にはパーキンソンの治療薬も服薬したことがあり，その後ジスキネジアの症状で口元も舌もずっと動いており，体も上下しています。現在はミルタザピン，ソラナックス，ドンペリドン，グラマリールを処方されていますが，主治医もお手上げ状態の様子で，血液検査などしても意味がないと言われました。どうにも難しいのはわかっていますが，せめて適切な薬を服薬させたい，ほんのすこしでもいいから楽に過ごしてもらいたい思いがあります。通院先についても悩んでいます。

　［返信］ 原疾患が何かわからずコメントが難しいですが，ジスキネジアに限って言えば，ジスキネジア惹起可能薬は，ドンペリドン，グラマリールでこれらを中止される事が必要と思います。

　主治医がお手上げ状態との事ですが，本書の参照12（本書p.141）やジスキネジアに関するコメントとその返答など全てプリントアウトして読んでもらい，治療の参考にして頂けばどうでしょうか。遠隔地から当院を受診される方もおられますが，本書の治療指針を主治医に読んで頂きその実践により，良好な治療結果が得られたとの報告も沢山頂いています。（2020年5月24日）

Q12　セロクエルでジスキネジアの症状が出ませんか

　統合失調症との診断でセロクエルを11年間飲み続けています。遅発性ジスキネジアの症状はでていませんが，これから出るのではないかと心配でしかたありません。

　［返信］ セロクエルは遅発性ジスキネジア惹起作用の最も少ない抗精神病薬です。もしジスキネジア出現した場合も本書に述べているように対応策がありますので，過度に心配しないで服用されて下さい。（2020年4月12日）

Q 13　遅発性ジスキネジアは完全に治りますか

　私の姉76歳が約3年前から口や舌が勝手に動きだすようになり，多数の医療機関に診断してもらった結果，遅発性ジスキネジアと診断されました。いくつかの治療を受けましたが目立った改善はせず，現在は参照12（本書p.141）を参考にしリボトリール，カタプレス（現在はアロチノロールに変更）をかかりつけの心療内科からだしてもらっています。薬を飲み始めて約2ヵ月程経過し，口や舌の動きは軽減し，頬の肉や舌をかむ事は減りました。以下質問です。
　（1）この先，薬を飲み続けて口や舌の動きが完全？に止まる事はあるのか
　（2）治療の目途としてどれくらいの期間飲み続ければよいでしょうか
　（3）長期間飲み続けても大丈夫なのでしょうか
　心療内科の先生はこちらから提案したものではないのでよくわからない？らしく答えがないらしいです。

> ［返信］
> 　（1）症例によります。完全に治癒する場合も，軽快して持続する場合もあります。
> 　（2）完治後，減薬〜断薬を試みて良いと思います。
> 　（3）長期間（数十年）飲み続けても安全です。（2020年3月30日）

Q 14　遅発性ジスキネジアで定位脳手術を受けました

　遅発性ジスキネジアを発症し，昨年の夏に定位脳手術を受けてその後遺症で右手の字が書けなくなりました。トイレやボタン掛けはできますが，神経内科医から，インデラルを朝，夕10mg処方してもらっていますが，効果はわかりません。何かアドバイスでもあったらお願いします。

> ［返信］　パーキンソン病の定位脳手術は良く知られていますが，遅発性ジスキネジアに対する定位脳手術が行われている事は初めて知りました。ところでジスキネジアは治ったのでしょうか？　この件に関する私の知識は乏しく，何とも返答致しかねます。（2020年3月10日）

Q 15　ドパコール服用で首が引きつります

　去年9月に手首の動きが悪いとの事で，ダットスキャンをしてパーキンソンと診断された46歳女性です。9月17日からドパコール50mg毎食後1錠が処方されました。内服をはじめて2週間くらいから，ふらつきが酷くなりました。医師に相談しましたが，手首の動きが良くなっているから続けましょうとの事。
　12月10日くらいから，左の肩が凝り首が引きつり，だんだんと傾きが酷くなり，動かすと自分が安心する気もします。不安・ストレス・焦りで，動きは増えます。

248

12月の末から，この症状でバランスが悪く真っ直ぐ長い距離は一人で歩けません。手で触ると動きが少し落ち着くのですが，手が疲れます。ドパコールの内服をどう調整すればいいのですか。

［返信］ 本態性パーキンソン病の専門家は精神科ではなく，神経内科です。現在の主治医と良く相談されながら治療をお続け下さい。それでも改善しない場合は他の神経内科医にセカンドオピニオンを求めてください。（2020年1月17日）

Q16　遅発性ジスキネジアでウルソの多量摂取を試しています

73歳主婦です。昨年9月より，舌と顎が急に動きだし，遅発性ジスキネジアと診断され，治療法はないと言われ，脳の磁気治療のみ受けていますが，舌の動きが特にひどく，この1年4ヵ月もの間，舌が歯にこすれ，噛まれるので，腫れてその痛みに耐える毎日です。歯も歪んできて，喋るのも辛くなってきました。息子がネットで調べたウルソの多量摂取を試していますが，まだ効果は感じられていません。なんとか少しでも良い状態になる治療法はないでしょうか。抗鬱剤は1年程前から一切飲んでいません。

［返信］ 遅発性ジスキネジアは黒質・線条体系ドパミン神経受容体の過感受性により惹起される錐体外路症状であり，ウルソや脳の磁気刺激で軽快・治癒する疾患ではありません。治療法に関してはこの項目で詳細に述べていますし，質問のコメントも沢山寄せられて，返信してますので，これらを参考にして治療を受けて下さい。（2020年1月1日）

Q17　ジスキネジアに効果的な薬はありますか

ジスキネジアの症状が酷くなり3年になります。くいしばりで歯も3本割れ，人からは脳障害ではと思われる程，喋りにくくなって困っていました。最近掛かりつけの精神科の先生からランドセン1錠を1日3回服用するように指示があり，おかげでとても楽になりました。でも耐性が出来て効かなくなると聞きました。その他の効果的な薬はありますか？

［返信］ まず，起因薬を除去または変更する事が重要です。他の治療薬としては，高血圧症治療薬のカタプレス，本態性振戦治療薬のアロチノロールが有効です。（2019年12月21日）

Q 18　舌が勝手に動くのが気になります

2年ほど前から鬱と診断されサインバルタ，セルトラリン，エスタゾラム，バルプロ酸ナトリウム，メイラックス，ミルタザピン，ラボナ，レキサルティなどを飲んで良くなってきていたのですが，調子が悪い時にレキサルティを2錠にしてもらい，その頃から舌が勝手に動く（寝るときは動かない）が気になりだし医者に喋ってみたらアキネトンを処方されたのですが，もし遅発性ジスネキジアだったら効かないのではないかと思うのですがどうなのでしょうか？

因みにアキネトンを処方された時にレキサルティは1錠に減りました。

> ［返信］　恐らくレキサルテイによる薬原性ジスキネジアと思います。レキサルテイを中止してもらわれる事を推奨致します。（2019年12月7日）

Q 19　てんかん治療の服薬で鼻の下や口が勝手に動きます

37歳女性です。神経内科で，てんかん治療でデパケンとラミクタール，セルシンを5年以上服用し，現在はデパケンとラミクタールのみ服用しています。てんかんの発作は5年以上消失していますが，服用を続けています。セルシンを1年3ヵ月かけて減薬し今年の1月に断薬しました。その頃から鼻の下，口の回りがぎゅうぎゅうと勝手に動く，ぎゅうぎゅうとしめつける，鼻のつまり，口のまわりのこわばり，開けづらくなる症状があり，困っています。

3週間タンドスピロンクエン酸塩を処方されましたが効きません。セルシンを止め，ベンゾジアゼピンの断薬の副作用なのでしょうか。どのような治療があるでしょうか。またベンゾジアゼピンの薬を飲むことに不安があります。

> ［返信］　これは極めて難しい質問です。（1）常にこの症状があるか否か，（2）てんかん薬以外の薬の服用歴があるか否か，（3）何故てんかんにセルシンを処方されたのか。ジスキネジアとは別の疾患の可能性があるとしか返答のしようがありません。
> 主治医または実際に診察される医師にご相談下さい。（2019年10月20日）

Q 20　顔の筋肉が引っ張られてしまいます

長期にわたり，抗精神病薬を服薬しております。現在はクエチアピン12.5mgを2錠夕食後に服薬しております。他には，三叉神経痛止めとしてテグレトール100mg（3日目），眠剤として，ルネスタ2mg・レンドルミン0.25mg。統合失調症を発症して14年，第二世代の抗精神病薬は全て使いました。今年からアカシジアが出るため，長年使用したルーラン，ロナセンも使えなくなりました。アカシジア止めのアキネトン，アーテン，ピレチア全て効かなくなりました。

250

　しゃべるときのみ，顔の内部の筋肉か神経かが引っ張られてしまう感じで，張りがあり，ピリピリ痛むときもあります。当初は顔の左側のみでしたが，額，左目の下まで範囲が広がりました。しゃべるとき，口の左側の筋肉が右側へ押す出す感じで，口が意図せずに，右側に寄ります。しゃべるときだけです。この動きにより，構音障害にもなっています。医師からはオーラルジスキネジアのひとつでは，と言われています。この場合は，病院のどこに受診すればよいでしょうか？　顔面内部筋肉のMRIの診療科が分かりません。

> **［返信］** 極めて難しい症状と思います。主治医のご意見に同意しますが，「どこの病院を受診すべきか」とのご質問には返答しかねます。主治医と良くご相談下さい。ただジスキネジアとしたら，リボトリールを試みてはどうかと思います。（2019年10月20日）

Q21　背中のそりが治らず，歩けないままです

　突然の事故で脳の大手術し，後遺症及び合併症があります。双極性障害，小脳失調，高次脳機能障害です。精神科には4年程通いましたが，先生を信じて出された薬を飲んできたのですが，去年辺りから片足を引きずるようになり，身体が前後左右に揺れ，とうとう歩けなくなりました。それから先生が信じられなくなり，夜の薬以外やめたら，揺れが止まりました。今は背骨が反って，脳神経内科の先生に遅発性ジスキネジア，体幹部のジスキネジアと病名をつげられました。そして今まで十何種類もあった薬を減らすよう，精神科の先生に情報提供書を書いてもらい，今まで4年通っていた病院も変えました。今まで，ビプレッソ，ロゼレム，バルプロ酸3錠，ミルタザピン，ランドセン3錠，モサプリドクエン3錠，酸化マグネシウム3錠，フルニトラゼパム4錠も4年も飲んでいて先生が信じられなくなりました。

　病院を変えてから，バルプロ酸，ミルタザピン，フルニトラゼパムのみになりましたが，背中のそりが治らず落ち着かなくなり，歩けないままです。早急に，直したいので，千葉周辺のジスキネジアを治す病院を，教えて下さい。

> **［返信］** ジスキネジアまたはジストニアと思います。脳に障害がある場合は，抗精神病薬により，錐体外路系の副作用が出やすいのです。お尋ねの，千葉周辺のこれらの治療病院を教えて欲しいとの事ですが，残念ながら私では分かりかねます。（2019年10月8日）

Q22　口のもごもごが一向によくなりません

　7年程前に鬱になり，抗うつ剤（リスパダールなど）を飲んでいました。途中から不随意運動が出てきて，足は治りましたが，口のもごもごが治りません。

現在，神経内科に通い，セルシンを１日３回飲んでいますが，一向によくなりません。もう，治らないのでしょうか？

抗うつ剤は，もう，何年も前にやめています。鬱も治ってます。

> **［返信］** 参照 12（本書 p.141）に記述した治療を行えば，軽快または治癒すると思います。（2019 年 10 月 8 日）

Ｑ 23　歯の食いしばりがひどく，良い薬を探しています

52 歳の主婦です。12 年前からうつ病治療で様々な薬を飲んできましたが，昨年遅発性ジスキネジアになり，不随意運動が首，腰，足にありました。現在，それらは軽快しつつありますが，歯の食い縛りが酷く，マウスピース無しでは日中も辛いです。カタプレスは目眩がするので中止しました。アーテンやチアプリドは悪化しました。良い薬を探してます。

> **［返信］** カタプレス以外の治療薬としてはリボトリールですが，躁うつ病の治療薬も問題となります。症例 24 の診療のポイントをご覧ください。（2019 年 9 月 29 日）

Ｑ 24　ジスキネジアの治療にチアプリドは使われますか

今は心療内科で出されている不安剤と漢方をのんでいます。

西川先生はプリチアドを使われることはありますか。神経内科から処方されましたが永遠に飲まなければならなくなるのか不安です。また治療に終わりがくる人はいますか……。

> **［返信］** チアプリドでしょうか？　一時的には押さえますが，スルピリドと同様の薬物でジスキネジアの治療薬としてはまずいと思います。ジスキネジアで治療が終結する人はごく発症早期以外は稀と思います。（2019 年 9 月 9 日）

Ｑ 25　ほぼ寝たきりになってしまいました

48 歳男性です。約 15 年間ドグマチール［筆者注：スルピリドのこと］を服用しまして，去年の 12 月に錐体外路症状として，ドグマチール１日３錠から現在 0.5 錠迄減薬し，アキネトンという薬を１日１錠飲む様に指示され，守って飲んでますがかなりひどくなってきてます。症状が出てから体重も 15 キロ位減りました。

私的には，治る気がしないと言うか，どんどん悪くなって仕事どころか，ほぼ寝たきりになってしまいました。額も歪み出したし，本当に鏡を見ても全く別人

なり怖くなってきました。医師に週一で，悪くなってる旨を訴えてるのですが，焦らず，今の治療で治りますから続けなさいと言われて途方に暮れてます。もう，顔面，口回りの筋肉の突っ張りがひどすぎてもうどうしてよいのか分からなくなりました。私は，大阪ですが先生の所で一度診察していただきませんでしょうか？　遅発性の様な気がしてなりません。

> **［返信］** 遅発性ジスキネジアと思います。アキネトンはむしろ遅発性ジスキネジアを悪化させる薬物です。当院受診希望であればどうぞ来院してください。当院代表電話に電話し医療相談室を通して，私の診察日に受診日を調整してもらって下さい。(2019年6月17日)

Q 26　ジスキネジアは治療せずに治りますか

85歳の母です。30年くらいドグマチールを服用しました。オーラルジスキネジアが発症し，服用を中止して半年経ます。総合病院の精神科の先生は，様子を見るようにとか，必ずしも薬のせいではなく高齢だからかも……，こんな調子で取り合ってもらえません。

最近はひどくなって舌がでたり，よだれが出る事もあります。大切な母親です，高齢であろうともその状態を見ていると不憫でしかたありません。改善する事もあるから，と担当医は言います。はたして『様子を見る』とすればどれくらいが妥当でしょうか？　治療せず治る可能性はありますか？

> **［返信］** ジスキネジアが治療せずに軽快・治癒する事はありません。本書に述べた治療を試みてもらって下さい。(2020年6月2日)

Q 27　口をくちゃくちゃするのは薬の副作用ですか

母は，10年以上前から，ジェイゾロフト25mg，デパス0.5mg，ブロチゾラム0.25mg，バルサンタン40mg，ベニジピン4mg，トラゼンタ5mg，プラバスタチン10mg，オメプラゾール10mg，シロスタゾール50mgを内服しています。半年前にスルピリド50mgが追加処方されました。

その頃から少しずつ，水を飲むと咳き込む様になり，ふらつきなども出るようになりました。1週間前にはお風呂で足が上がらないと座りこんでいました。以前，違う薬で同じ症状が出て，その薬をやめたところ症状が全て無くなったことを思い出し，4日前にスルピリドを飲むのやめました。今はふらつきはなくお風呂も少し手を貸すだけで普通に一人で入れる様になりました。

しかし，昨日の昼食後から口をくちゃくちゃする様になりました。部分入れ歯に何か引っ掛かっているのかと思っていたのですが，薬の副作用でこうした症状が出ますか？

> **［返信］** スルピリドの離脱性ジスキネジアと思います。リボトリールが有効と思われます。（2020 年 3 月 25 日）

Q 28　しゃべりにくく，舌が出てしまいます

　47 歳内科医です。セルトラリン 25mg を半年飲んでいましたが，徐々に漸減し，ここ 1 ヵ月は 1 週間に一度の内服でした。長距離の運転が苦手で，娘に処方されたコンサータ 9mg を飲んだ翌日からしゃべりにくくなり，ベロが出てしまうようになり舌足らずな発話になります。最初は脳梗塞かなと画像検査を受けたり，顔面神経麻痺かなと先輩からプレドニンを処方されたりしました。私は口舌ジスキネジアではないかと思っています。患者さんや会話で困っています。今ちょうど 1 週間経ちました。一番にやってみる治療が知りたいです。

> **［返信］** コンサータによるドパミン受容体刺激作用によるジスキネジアでしょうか？　リボトリール（0.5mg）2 錠分 2 回を試みられては如何でしょうか！（2020 年 4 月 1 日）

Q 29　話すときだけ舌に力が入り突出します

　半年ほど前から話す時だけ舌に力が入り突出するようになり，神経内科で舌の局所性ジストニアと診断されました。症状は話す時だけに出て，飴を舐めながら（感覚トリック）だと話しやすいです。

　4 年ほど前から胃腸の調子が悪く消化器内科より過敏性腸症候群と診断されセレキノンを服用していたため遅発性ジストニアではないかと思ったのですが，主治医はセレキノンではならないとのこと。セレキノンは最初の 2 年ほどは毎日服用していましたが，徐々に症状が落ち着いてきたため，症状が出た時にだけ服用するようしていました。ジストニア症状が出てからはセレキノンは服用していません。接客や電話応対，人前で話すことも多いため職業性ジストニアの可能性もあるかもしれませんが，原因不明と言われています。リボトリールは 1 ヵ月半程処方されましたが，その間に少し悪化が確認され，リボトリールが合わないのではないかとの主治医判断により断薬となりました。

　その後アーテンを処方されましたが，副作用がひどく 2 週間程で中止しました。現在は薬は飲んでいません。現時点で症状改善はなく，少し悪化しているようにも感じます。どのような治療が望ましいでしょうか？

> **［返信］** セレキノンとジストニアは無関係と思います。話す時だけの舌の突出，リボトリール無効からは錐体外路症状ではない様に思います。診察なしでは診断不能で，したがって治療法についてアドバイスはできません。心因性も考えられると思いますので，精神科も受診されて下さい。

254

（2020 年 3 月 16 日）

Q 30　ジスキネジアは神経内科を受診した方がいいですか

　不眠症で就寝前，フルニトラゼパム錠 2mg，ミルタザピン錠 30mg，リボト
リール 2mg，レキサルティ錠 1mg を服用していました。舌のジスキネジアが酷
くなり医師に相談したところ，レキサルティの服用を止めてパーキネス 2mg を
食後 3 回飲むように処方されました。

　パーキネスも抗コリン薬で症状が酷くならないか心配で飲めません。西川先生
がおっしゃっている参照 12（本書 p.141）の治療方法がよくわかりません。神経
内科で受診したほうがよいのでしょうか？

　今，通院している精神科は薬をどんどん強くするだけで信用できなくなってい
ます。別の病院の脳神経外科で CT の検査をしたら異常もなく治らないと言われ
ました。

　起きていると舌がでてきて苦しくてたまりません。寝ている時は症状がでませ
ん。仕事で凄いストレスを感じるようになってから舌が飛び出るジスキネジアの
症状が酷くなりました。ストレスも原因でしょうか。なんとかして治したいです。

　〔返信〕　参照 12（本書 p.141）でお判り難いようでしたら，実際の症例の治療
　　　　法を参考にされて下さい。私の提唱する治療法ではジスキネジアの大
　　　　部分の方が軽快または治癒されています。（2020 年 3 月 10 日）

Q 31　口のモゴモゴはどの薬の副作用でしょうか

　統合失調症として治療薬を処方されて 3 年になりますが，毎食後 3 回，ブロ
ナンセリン 4mg，ジアゼパム錠 2mg，ピレチア錠 25mg，リボトリール 0.5mg，
就寝前，フルニトラゼパム錠 2mg，ミルタザピン錠 30mg，リボトリール 2mg，
レキサルティ錠 1mg を服用していました。口のモゴモゴがとれず，滑舌も悪く
なりました。また，首が反り落ち着きがありません。

　寝ているときはそのような行動は発生しません。起きてる時が辛いです。どの
薬の副作用でしょうか？　口のモゴモゴや滑舌は治るでしょうか？　今は止めて，
不眠症のため，レンドルミン 0.5mg，デパス 1mg を服用してますが，こちらの薬
も原因があるものでしょうか？　なんとかして口のモゴモゴを止めたいのです。

　〔返信〕　抗精神病薬は全て TD（遅発性ジスキネジア）の起因薬であり，抗コ
　　　　リン薬（ピレチア）は TD を増悪させます。現在のレンドルミン，デ
　　　　パスは TD の起因薬ではありませんが，統合失調症であれば，再発の
　　　　恐れがありますし，TD の治療薬も処方されていないので，TD の軽
　　　　快は期待できないと思います。参照 12（本書 p.141）に従って治療

を行ってもらわれたら，大部分の TD は軽快・治癒すると思います。
（2020 年 2 月 26 日）

Q 32　抗精神病薬の新型でもジスキネジアを発症しますか

ジスキネジアで舌が常に動いており痛くって頭がおかしくなってしまいそうです。私は双極なのでカルバマゼピンとクエチアピンとジオドン（日本未承認）を服用しています。こちらはアメリカなのですが，いい薬はありますでしょうか？

日本では双極の治療をしていて 3 ヵ月後すぐにジスキネジアを発症しました。その時飲んでいたのは双極のデパケン，オランザピン，クエチアピン，ロラゼパムです。この中で口ジスキネジアを引き起こすものは含まれているのでしょうか？

抗精神病薬は全て新型のはずです。新型でもジスキネジアを発症させるものはあるのでしょうか。

【返信】 オランザピン，クエチアピンを含め，非定型抗精神病薬は全て遅発性ジスキネジア発症のリスクがあります。双極性障害であればできるだけ，気分安定薬のみで治療され（カルバマゼピン，バルプロ酸ナトリウム），抗精神病薬はごく少量に減薬される事をお勧めします。治療薬としては本書で述べているように，クロニジン，クロナゼパムが有効です。（2020 年 2 月 3 日）

Q 33　変な味がするのはジスキネジアと関係ありますか

10 年くらい前からドグマチールを飲み続けて遅発性ジスキネジアを発症しました。55 歳女性です。ジスキネジアと同時に口の中が変な味がするようになりました。

今はドグマチールをやめて 8 ヵ月くらいになります。ジスキネジアと口の中が変な味がするのは関係しているのでしょうか？

【返信】 その様な経験はありませんが，同時に発症した症状であるならば関係あるかも知れませんね。「口の中の変な味」に関しては口腔外科を受診されたら如何でしょうか。（2020 年 1 月 27 日）

Q 34　薬は飲んでいませんが口が動きます

76 歳の男性です。はっきりいつ頃からか分かりませんが，口が意思に反して動いてしまい，歯茎がいつも傷がついていて食べるものも思うように食べられません。寝ている時，何かに集中している時は動きません。別に薬を飲んだ事もないし，ただストレスを必要以上に感じていたと思います。インターネットで調べ

たら，ジスキネジアと自分では思います。少しでも軽くなればと思います。もし病院にかかるなら何科，また専門の病院がありましたら教えて下さい。

> **【返信】** 薬原性でないのであれば，本態性振戦ではないかと思います。神経内科の受診をお勧めします。(2019年10月30日)

Q 35　ロナセンを飲んでジストニアを発症しました

2年前，娘が17歳の時に統合失調症と診断され服薬を始めました。ロナセンを飲み出してから1ヵ月ほどでジストニア（痙性斜頸）を発症し救急搬送され，ロナセンの服薬はやめました。ジストニアについてはその時と入院直後のショックにより一度発症したきりです。しかし，それから娘は薬を飲むことが恐怖となり，一切の服薬をやめております。主治医も無理強いはしないので現在は通院もしておりません。

ジストニアについて，またいつ発症するかわからないことに怯えております。主治医はこの件は得意ではなさそうです。

発症した時に，症状を抑える薬などはあるのでしょうか？　また娘は，眠る事で改善された印象があるようで睡眠薬を携帯したいと言っております。娘は病院に行くことも拒んでいるので，親だけで相談に乗っていただけるところがなく困っております。

> **【返信】** ロナセン服用後1ヵ月後に発症したジストニアは急性ジストニアと思いますので，アキネトンの筋注で即軽快すると思います。ただし遅発性ジストニア発症のリスクが高いので抗精神病薬は慎重投与が必要です。
>
> 第2のご質問ですが，前主治医に両親が相談されるとそのクリニックで再診察扱いにしてしてもらえるならば，家族再診は保険で認められているので，処方は可能と思います。ただし副作用の出やすい方を家族診察だけで服薬再開するのは感心しませんが！(2019年11月24日)

Q 36　ジストニアにチアプリド錠，グラマリール錠を処方されました

神経内科で突発性ジストネジアと言われました。薬の遍歴も聞かず，そのように言われました。チアプリド錠25mg（サワイ），グラマリール錠50mgを支給されました。

この薬は確かに不随意運動なんかに効くとありますが，西川先生が言われるようにこれ迄薬を連続して飲んだ記憶がありません。別の病院の神経内科に変わって診察を受けた方がいいでしょうか。

[返信] ご存じとは思いますが，チアプリド錠 25mg「サワイ」とグラマリール錠 50mg は同じ成分です。一時的には効果があると思いますが，その後むしろ悪化するでしょう。
別の神経内科受診も選択肢ですが，そこで正しい治療が行われるとは限りません。現在の医師に，本書のジスキネジアの治療やコメントを参考にしてもらわれたら如何でしょうか！（2019年12月21日）

Q 37　薬は服用してませんが，舌が前に出てしまいます

　30代女性です。2ヵ月くらい前から時々呂律が回らない症状が出始め，神経内科でMRI，血液，カメラ検査をしましたが異常無しで，心因的な要因では？と言われました。しかし，発症時はあまりストレスを感じていた自覚はありません。
　今では喋る時に舌の奥の方と喉に力が入り，舌が歯より前に出てしまいます（口から飛び出す程ではないです）。上手く喋れないし，喋ると舌と喉が固まる感じがしてすごく疲れて痛くなります。喋る時以外に勝手に動いたりすることはありません。
　これまで抗不安薬を服用した事はありませんが，心療内科の受診をすすめられリボトリールを処方され二週間飲んでますが効果は感じません。ネットでジストニアの症状に似てると思ったのですが，急になったりするものでしょうか？

[返信] ジスキネジアは喋る時以外にも顎や舌の不随意運動が起こるので，貴女の症状は原因不明の構音障害かなとも考えます。診察なしでは詳細不明ですので，大学レベルの神経内科を受診されて御相談下さい。（2019年10月8日）

Q 38　胸がヒクヒクなり頭も揺れます

　現在，精神科通院中ですがリボトリール，ガバペン，ホリゾン，フルニトラゼパム，ルネスタ，ロラゼパム，レキサルティ，バルプロ酸，コントミン，ツムラ桂枝加芍薬，ツムラ四物湯，頓服薬としてホリゾン，リスペリドン，コントミンを服用しています。
　最近，胸がヒクヒクなり頭も揺れ，口がモグモグ勝手になります。痛みはありません。てんかんによるものなのでしょうか？

[返信] 抗精神病薬の多剤併用療法ですね！　遅発性錐体外路症状と思います。治療法は参照12（本書p.141）に記述してますので，それに準じた治療を行えば治癒または軽快すると思います。（2019年9月4日）

Q 39　舌を噛んだり舌が勝手に動きます

54歳女性です。10年前くらいからうつ病で通院してます。

5年くらい前から，舌の不随意運動が起きて舌を噛んだり舌で歯茎を押したり勝手に動いてます。他人から見ると，ガムを噛んでるように見えるそうです。寝てる時には治まります。口腔外科でも舌の傷の具合を見てもらってます。

主治医は薬を減らしたいと言うのですが，今でも薬が足らないぐらいに精神的に落ち着きません。落ち着かないと舌の動きが酷くなります。どうしたら，舌の動きを止める事ができるでしょうか。

【返信】遅発性ジスキネジアと思われます。治療法は参照12（本書p.141）に記述しています。起因薬を特定して（スルピリドなどと思われます）中止し，参照12に準じた治療を行ってもらって下さい。（2019年8月30日）

Q 40　舌のねじりがひどく瞼も重いです

マイスリー，レクサプロを2年半，ストラテラを1年飲んでいました。12月から舌の巨大化を感じ歯型やピリピリしたので舌痛症だとおもっていました。3月から口がネバネバするようになり，6月にはいり歯型やピリピリ感はなくなり舌の奥のジリジリを感じ始めました。

今は7月半ばから，舌のねじりや痙攣がひどくなり減薬，末日で断薬しましたが小さく痙攣したり舌をすぼめる動きが毎日はじまり瞼が重くなりはじめました。とても頭が疲れイライラします。どのくらいで薬が抜けきり治るか，先がわからず不安です。

今はリボトリールを頓服で，抑肝散を朝晩飲んでいます。お忙しいところすみません。心が落ち込んでうつが再発しかかり，舌を切り刻みたいくらい苦しく，イライラします。

神経内科もいきましたが，問診のみでアーテンを出され怖くて飲めませんでした。どんな検査をおねがいすべきでしょうか。

【返信】「どんな検査をおねがいする」かではなく，現在の病状を的確に診断してくれる医師を探すべきです。本書とコメントを読まれて妥当と判断されるのであれば，当院を受診されて下さい。（2019年8月13日）

Q 41　急に舌が前にでて制御不能になりました

40代の女性です。17歳の時に一度だけ急に舌が切れんばかりに前にでて制御不能になり，口も閉じれなくなりました。両親が舌を口の中に押し込んで口を開けれないように頭と顎を抑えて一晩過ぎたら，けろっと治りました。それからは

起こっていませんが，父が言うのには父も舌が制御不能になって喉の奥へ舌が勝手に巻き上がって窒息しかかったことがあるようです。二人とも一度だけの経験なのですが，ジスキネジアの可能性はありますか？

[返信]　ジスキネジアは持続的な不随意運動なので否定的です。症状としてはジストニアですが治療なく一晩で治癒したならば，それも否定的です。抗精神病薬未使用なのでしょうか？　それであれば，心因性（稀な症状ですが）も考える必要もあるでしょう。今なぜ17歳時の体験を気にされて，コメントされたのでしょうか？（2019年7月31日）

Q 42　口が粘つき舌の根元が動いて気持ち悪いです

レクサプロを10mg，2年半服用しました。先月から口が粘つき舌の根元が動いて気持ちが悪いです。主治医にはこんなのは初めてだからわからないと言われ断薬してレクサプロを出されました。離脱症状が怖いのと，薬が抜ければ治るのか，不安でたまりません。

[返信]　抗うつ薬の副作用としてジスキネジアが発症する薬物はアモキサンとスルピリドのみです。他の薬物の併用はされているのでしょうか？（2019年7月30日）

Q 43　顔が右を向く，手足が勝手に動く症状が出ました

53歳の女性です。主人のリストラが原因で，うつ病と不眠症と診断され，ジェイゾロフト，デパケン，ベルソムラ，フルニトラゼパムを6年間服用してました。全く副作用は無く，車の運転とかもしてましたが，イライラだけは酷く，家族との喧嘩も頻繁で自殺未遂をしたために入院し，そちらの病院へ転院となってから，双極性感情障害と診断され，リスパダールを服用し出してから顔が右を向く，左の手足が勝手に動くといった症状が出ました。

エビリファイ，シクレスト，コントミンと薬を変えましたが，症状は全く治まりません。他に不眠とイライラでニトラゼパム，ルネスタ，ベルソムラ，デパケンを服用しています。先月，遅発性ジスキネジアかもと言われ，飲んだことのないルネスタを中止してビペリデン塩酸塩が2錠出ましたが全く治まりません。

今月はビペリデン塩酸塩を中止してアーテン錠が出ましたが，ネットで調べたら遅発性ジスキネジアには効果無しと書いてありましたが，服用するべきでしょうか？　また，以前は副作用が出なかった眠剤でもジスキネジアは出るのでしょうか？

[返信]　アーテンなどの抗コリン薬はジスキネジアに無効のみならず，悪化す

260

る可能性が高いと思います。どの薬がどうこうと言うよりは，総合的に躁うつ病の治療を適切にしてくれる医師を探されて下さい。(2019年7月16日)

Q44　口の中を吸うようになり口内炎ができたりします

40代の女性です。3年前からメイラックス，スルピリド，ワイパックスを飲んでいます。ここ半年ぐらい，口のもぐもぐや口の中を吸うようになり口内炎ができたり口の中に線が付いたりして，ガムを食べて気を紛らわすようにしています。おかしいと思いネットで調べてみると遅発性ジスキネジアを知り，この病気ではないのか？と不安でしかたありません。薬を変えれば治りますか？

【返信】スルピリドによる遅発性ジスキネジアと思われます。スルピリドを中止して，参照12（本書p.141）に記述している治療を行われると治癒すると思います。主治医にご相談下さい。(2019年6月26日)

Q45　口を尖らせる早い動作はジスキネジアでしょうか

1年ほど前に知り合った40代男性の事なのですが，ストレスや不安を感じたり，会話が止まったりしたときに，口を尖らせる早い動作を始めます。以前に精神的な事でどのような薬かはよく分からないのですが服用していた様です。これはジスキネジアに当てはまりますでしょうか？　また当てはまる場合はどの科で受診すれば良いですか？

【返信】「口を尖らせる」だけであれば，ジスキネジアではなく他の疾患の症状を考える必要があると思います。舌の不規則な動きを伴えばジスキネジアと診断して良いと思います。
受診科としては，精神科か神経内科と思いますが，ご本人からの質問ではないので，ご本人の症状による苦痛の度合いと受診の意思を確認して受診するか否かを決められて下さい。(2019年6月20日)

Q46　口の歪み等の症状はジスキネジアでしょうか

ドグマチールを10年以上飲み続け，口の歪み，歯の食いしばり，口の中を吸うなどの症状が1年くらい前から出始めました。
ジスキネジアでしょうか。今はドグマチールをやめるように，がんばっています。治療法はありますか？

【返信】他に起因薬がなければ，ドグマチールによる遅発性ジスキネジアと思

います。治療法は参照 12（本書 p.141）に記述している通りですので，主治医にご相談下さい。（2019 年 6 月 17 日）

Ｑ 47　ジスキネジアに使える薬がありません

　今，トレドミンを 200mg を飲んでいますが，顔と口にジスキネジアを発生しているので，150mg まで減らしてから，他の薬に変えますが，ドグマチールやアモキサン，三環系，四環形は遅発性ジスキネジアのせいで使用できません。SSRI のパキシル，ジェイゾロフト，デプロメール，SNRI のイフェクサー，サインバルタも躁状態，軽躁状態で中止になりました。リフレックスは食べすぎで中止でした。もう漢方しかないのでしょうか。いい薬があったら教えてください。

【返信】コメントを拝読すると，双極性障害と思われます。双極性障害の治療原則は気分安定薬（バルプロ酸，テグレトール，リチウムなど）を主剤として少量の非定型抗精神病薬（クエチアピンなど）併用する事です。以上の治療で精神症状安定後，ここに述べたようなジスキネジアの治療を行ってもらわれたら如何でしょうか。（2019 年 6 月 5 日）

Ｑ 48　アモキサンを飲んでいて，ジスキネジアが気になります

　アモキサンを 20 年近く飲んでいます。ジスキネジアという，口周りの意識下，無意識下の運動が気になっています。私はクリニックから処方されているのですが，先生に相談すべきでしょうか？　アモキサンを止めても，治らないとか？
　本文中にはジスキネジアが治まった例も書かれてありますが，メンタルクリニックでも治療を受けられるものでしょうか？

【返信】抗うつ薬の副作用としてジスキネジアが発症することはありませんが，アモキサンの薬理作用は他の抗うつ薬のそれとは多少異なるため，長期間の同薬の服用でジスキネジアが発症するとの警告はその添付文書にも明記されています。
同薬が原因のジスキネジアであれば，
　（1）同薬を中止するか，他の抗うつ薬に変更する。
　（2）ここに述べたようなジスキネジアの治療を行ってみる。
必要があると思います。クリニックの主治医に相談され，ジスキネジアの治療を行ってもらって下さい。（2019 年 5 月 21 日）

Ｑ 49　うつの薬で遅発性ジスキネジアになりませんか

鬱で 20 年近く通院している 50 歳女性です。

エビリファイ3mgとスルピリド50mg（朝昼各1錠），ジェイゾロフト75mgを10年くらい飲んでいます。スルピリドは10年以上。

遅発性ジスキネジアのことをネットで知ってから，遅発性ジスキネジアノイローゼになってしまいました。スルピリドで起こることが多いと知りましたが，どれくらいの頻度で起こっているのでしょうか？　どういった素因があげられるのでしょうか？

> **［返信］** エビリファイとスルピリドの少量で遅発性ジスキネジアが発症する危険性は稀と思いますが，文面からは軽症のうつと思われます。抗うつ薬単剤でも治療可能なうつと思われますので，主治医と御相談の上，単剤にしてもらわれたら如何でしょうか。（2018年3月12日）

Q 50　アリピプラゾールでジスキネジアは悪化しますか

70歳女性です。6月からエビリファイ，ルーラン，リスペリドンなどを服薬し遅発性ジスキネジアが発症しました。最初はエビリファイが処方され，唇を舐めるような仕草が見られたので，その後ルーランに切り替えたものの発汗作用で中止，クロナゼパムを経てリスペリドンで舌をペロペロするようになり中断。3ヵ月後の12月ロナセン服薬で，口をずっと動かすようになってしまい，中止しました。

12月10日からリスペリドンを1mg飲んでいますが，さほど症状は変わりません。周りの音が気になるなどの症状が出てきたため，エビリファイのジェネリック，アリピプラゾール3mgを今日から服薬します。これにより，ジスキネジアは悪化してしまう可能性はあるのでしょうか。6年前にもエビリファイを半年ほど服薬していましたが，その時はジスキネジアは出ていませんでした。

> **［返信］** ジスキネジアの治療に関しては参照12（本書p.141）をご覧ください。アリピプラゾールはパーシャルアゴニストであり，ジスキネジアは軽快する可能性もありますが，刺激作用により悪化する可能性もあります。（2018年1月3日）

Q 51　歯のカチカチが止まりません

現在統合失調症で通院中の娘が歯のカチカチが止まらなくて困ってます。約10年位ピーゼットシー散を服用してます。現在は1日3回（1回4mg）を服用しています。現在37歳の娘は歯のカチカチが止まらなくて恐怖でパニックになってます。テレビを見たり本を読む事ができなくなっています。治療方法はないのですか。主治医に相談してますが止める方法はないとの事です。

> **［返信］** 遅発性ジスキネジアの治療はこのブログで記述しています（参照12,

本書 p.141）が，ネットで調べられれば専門的治療を行っている病院があるようです。

当院での治療を希望される場合は，できるだけ紹介状を持参して受診してください。1 ヵ月程度の入院予定で来院されれば私が治療を担当させて頂きます。受診日については調整しますので清和会西川病院医療相談室までご連絡ください。（2017 年 7 月 4 日）

Q 52　ジスキネジアの処方をしてもらえません

　現在老健に入所中の 80 歳の母のことですが，口舌ジスキネジアがひどく，誤嚥性肺炎も起こしたため，経管で生きながらえていますが，常に唾液が気管支に流れ込んでいる状態であり，再び肺炎を起こす危険性があります。

　母は 60 年近くリスパダールなどを服用しているので，少しでも改善する可能性があるのであれば，こちらの記事にあるリボトリールとカタプレスの処方を試してみたいと思ったのですが，近隣の精神科のある病院に問い合わせても，「老健にいるならそこの主治医と相談を」とか「ジスキネジアや誤嚥の治療はしていない」と，どこでも門前払いになってしまいます。

　もちろん老健の医師にも相談したのですが「適応外の処方だし，老健ではできない」と断られてしまいました。この場合，探せばどこかの精神科で受け付けてもらえるものでしょうか？　それとももう治療は諦めないといけないのでしょうか。

[返信]　遅発性ジスキネジアは抗精神病薬による難治性錐体外路系副作用であり，その治療薬は本年米国 FDA により Valvenazine が世界で初めて承認されましたが，現在日本でこの副作用に対する承認された薬物はありません。

その一方で，この副作用で苦しんでおられる方は米国だけで 50 万人以上と言われており，この治療法については日本をはじめ様々な国で治療ガイドラインが作成されています。

カタプレス，リボトリールはガイドラインに収載された薬物であり世界各国で使用されている薬物です。しかしながら，現主治医が言われるように適応外薬物であるのは事実ですので，以下の私からの提案を主治医に示されたら如何でしょうか。

　（1）患者さんは 80 歳とのことなので，起因薬物であるリスペリドンを中止してみる。

　（2）中止不可能であれば，より遅発性ジスキネジアを起こしにくい，セロクエル（25mg）0.5 錠またはレボトミン（5mg）1 錠に置換してみる。

　（3）リボトリールの代わりにジアゼパム（5mg）2 ～ 3 錠／日を併用してみる。（2017 年 6 月 27 日）

Q 53　抗うつ薬を飲んでいて堪らない痛みがあります

　60 歳代の女性です。抗うつ薬を 10 年近く服用しています。数年前から筋肉が強張る，引き攣る，痺れる，ムギュムギュ動く様な堪らない痛みがあります。このため歩行困難で，現在は車椅子生活で床にいる時間も多くなっています。

　痛みが激しくこれまでは線維筋痛症と診断されていましたが，脳神経外科医から「遅発性ジスキネジアと思われ，不随意運動を止めるのには外科的治療が必要な場合が有ります」と言われました。しかし主治医は認めていません。

　自分でも遅発性ジスキネジアについて調べましたが治療困難と書かれたものばかり目にします。家族への負担も気にかかる日々です。

　［返信］　脳外科医から「遅発性ジスキネジアと診断され，主治医は認めてくれない」との事ですが，遅発性ジスキネジアで痛みを伴う事はまずないと思います。主治医に診療情報提供書を書いてもらられ，大学の神経内科または精神科などの専門医療機関を受診され，まず診断を確定する事が肝要かと存じます。遅発性ジスキネジアであれば，薬物療法は可能と考えます。（2017 年 5 月 31 日）

Q 54　歯の噛み合わせが気になります

　もう抗うつ剤を 20 年以上服薬して，チック症状改善のためリボトリールも 20 年以上飲んでいます。とくに顎とか歯の噛み合わせが気になり，舌もよく動かしたりします。

　やはりこれはジスキネジアですか？

　［返信］　ジスキネジアは不随意運動で，自分の意思とは無関係に動く運動ですから，噛み合わせが気になり，自分の意思で動かす運動はジスキネジアではないと思われます。また重度チック症の治療に関しては症例 53 をご覧になって下さい。（2015 年 12 月 21 日）

第 9 章　悪性症候群・緊張病関連

Q 1　悪性症候群は何度も起こりますか

　52 歳男性の統合失調症です。20 代で発症。現在は，自宅で一人暮らしです。服用薬ジプレキサ 10mg，トリアゾラム 0.25mg × 2，セルシン 2mg × 2，ゾテピン錠 25mg × 2，リーマス錠 100mg × 3 を毎晩 22 時 15 分に 10 錠きっちり飲んでいます。

昨年4月と今年5月16日悪性症候群疑いで救急搬送され，本人も家族もショックを受けています。今後の症状（何度も起こるのか）経過予測と服用薬の変更について，先生のお考えを頂けないでしょうか。断酒もして努力している本人を何とかサポートしたいのですがどうぞよろしくお願い致します。

【返信】悪性症候群が何度も起こる場合はありますが，精神症状が安定していて，何度も起こるのであれば，やはり抗精神病薬が相対的に過量であると考えるべきと思います。主治医と良く相談され，減薬を試みられると良いと思います。（2020年5月20日）

第10章　認知症関連

Q1　アリセプトの功罪について

私は介護現場にいるものです。「認知症・唾吐き」でWEB検索したところ，先生の症例がありましたので投稿しました。

担当している利用者様はアリセプトを服用されています。

『認知症にさせられる』『認知症の薬をやめると認知症がよくなる人がいるってほんとうですか？』や最近の雑誌で『医者が飲まない薬，受けない手術』を読み，自分の家族で認知症になってもアリセプトの処方は断りたいと思います。

私にとって，利用者様は家族同然であり心を込めてお世話をしています。残りの人生を穏やかにしていただきたいと切に願っています。それを阻害するものに薬の副作用が疑われるなら，それを取り除きたいと思うのは当然の気持ちだと思っております。ですが，なかなかそれを声に出す者はいません。

アリセプトの功罪などご教示ください。

【返信】御指摘のように最近はアリセプトで認知症の周辺症状が悪化する場合がある事実はかなり知られるようになっています。貴殿の手持ちの資料やこのブログなどを示されてそれを職場で討議されたら利用者も介護者にもメリットがあると思います。勇気をもって是非声を上げてください。（2018年8月2日）

第11章　その他精神症状関連

Q1　昼間の耐え難い眠気は何科を受診すればいいですか

　中学入学頃から昼間耐え難い眠気に襲われて寝てしまうというのがかれこれ10年近く続いてます。学生時代は，授業中どの席でも寝てしまう，体育の時間や部活中にも寝る，人と対面で会話をしていても寝る。今でも仕事中（ほぼデスクワーク）は勿論，歩きながら，自転車漕ぎながら，車を運転して10分以上経つと強い眠気など全く眠気が改善しません。眠くないのに意識が飛ぶように落ちてしまうことも多々です（すぐ目は覚めますが……）。

　夜の睡眠時間を長く取る（6時間→8時間）ことを数週間続けるなどしてみましたが効果は今一つでした。

　学生時代は放っておきましたが，流石に病院に行こうと思っての書き込みなのですが，この症状ですと何科が妥当なのでしょうか？

　【返信】　専門の睡眠クリニックを受診される事をお勧めします。ネットで検索されて，受診されたら良いと思います。（2020年6月16日）

Q2　特発性過眠症が理解できません

　僕は昔，過眠症患者会のライングループに参加していましたが，役員の方が「特発性過眠症」の患者様の半数くらいが普段4時間しか睡眠をとっていない事を問題視していました。今の診断基準は睡眠不足と同一なんですよね。

　ただしその検査基準では毎日8時間睡眠でも睡眠不足の可能性が大きいと言われて，僕も今は投薬をやめて長時間寝続けて良くなりましたが，「特発性過眠症」が全く何がなんだかわからないです。

　【返信】　貴君の場合はロングスリーパーではないかと思います。
　私は睡眠の専門家ではないですが，ネットの特発性過眠症の記事を読むと厳密な検査手順に従って診断された場合，やはり特発性過眠症は存在すると思います。特発性過眠症についての記事を丹念に読まれて下さい。（2020年5月19日）

Q3　ナルコレプシー2型と言われました

MSLT検査を受け，結果が以下の通りでした。
・平均睡眠潜時：3分15秒
・平均レム潜時：1分30秒
・レム出現回数：4回（PSG含めると5回）

　・検査前の平均睡眠時間は 6 時間程度

　脱力発作はないのでナルコレプシー 2 型と言われたのですが，慢性的な睡眠不足の時もこの様な結果になるのでしょうか。

　学生時代授業やテスト中に寝落ちするという様なエピソードは持っているのですがクラブ活動による疲れだと思っていたし，その後感じる眠気は急に寝落ちする様な強さではなく睡眠不足のためと考えておりました。納得しきれないというか，まだ認めたくない気持ちが残っています。一生に関わるものなので誤診だったらと不安です。

> 【返信】PSG による睡眠の質的評価が記載してないので何ともお答えしにくいですが，症例 51 の MSLT ではレム出現回数は 1 回のみであり，貴方の場合はナルコレプシーと診断して良いのではないかと思います。ネットではナルコレプシーの診断基準や，MSLT の評価法について詳細な解説がなされていますので，それらを読まれたり，何よりも現在の睡眠クリニックの Dr に質問されたら良いと思います。（2019 年 11 月 11 日）

Ｑ４　寝坊をどうにか治したいです

　社会人 9 年目になります。仕事の勤務は規則的な交代勤務ですが，昔から昼間の眠気，運転中の眠気に悩んでいます。朝の寝坊もしてしまうことが何度かあります。睡眠時間は十分に取っていると思っています。休みの日などは長いときで夜から次の日の夜まで寝ていることもあります。周りからは気持ちの問題と言われ叱責をされるのですが，寝坊をどうにか治したいです。

　どうすれば治りますか。やはり気持ちの問題なのでしょうか。

> 【返信】気持ちの問題ではなく，睡眠の質的障害による日中の眠気，寝坊と思われます。睡眠専門のクリニックの受診をお勧めします。（2019 年 8 月 29 日）

Ｑ５　検査で脳波が光刺激と呼吸で荒れていると言われました

　22 歳です。中学の頃から授業中に何度も眠たくなり，一瞬寝ていることで悩んでました。それが大学まで続き，大事なテストでも眠くウトウトすることがありました。その時はまだ，そこまで気にしていませんでしたが，車の免許を取得し運転するようになり，運転中の眠気で一瞬眠ってしまうことが頻繁にあり，危険なこともありました。

　日常でも，ドライヤーやピアノをしている時など，一瞬ガクンと眠りに落ちることもありました。やはり，運転が事故に繋がるので，脳神経外科を受診し検査

268

したところ，脳波検査で光刺激と呼吸で荒れているということで，薬を服用することを勧められました。その薬がけいれん剤のようで，大丈夫なのか心配です。調べていくうちに，ナルコレプシーなのではないかと思い，セカンドオピニオンとして，睡眠科ある病院を受診した方がいいのか悩んでいます。

> **［返信］** 脳波検査の光刺激と過呼吸で脳波異常が出て，抗けいれん剤を勧められたという事はてんかんが疑われていると思います。睡眠専門の医療機関を受診する事をお勧めします。（2019年7月30日）

Q6　受験生ですが眠気に困っています

高校3年の受験生です。平日はなるべく7時間睡眠を心がけているのですが，通学途中の電車の中や授業中（たまに1時間目から）眠気が襲ってきて気付いたら寝てしまいます。休日もアラームをセットしていても無意識に止めてしまい12時間以上睡眠をしてしまいます。それでも昼寝をしないときつい時もあります。受験生なので困っています。母に相談したら疲れているんだよと言われますが病院に診察を受けた方がいいのでしょうか。

> **［返信］** お母さんの言われるように，過労による日中の眠気かもしれませんが，日中の眠気をきたす疾患としては，睡眠時無呼吸症，ナルコレプシー，特発性過眠症，過眠うつ病など，様々な疾患があり，それぞれ治療法も異なります。高校3年の受験期で大切な時期ですので，ご両親と相談され，睡眠をある程度専門とする医療機関を受診される事をお勧めします。（2019年6月19日）

Q7　ロングスリーパーと特発性過眠症について

私が特発性過眠症の患者さんとお話をして思うのが，そもそも必要睡眠時間が足りていない人が多いことに気づきます。

睡眠不足症候群の人が検査を受けると特発性過眠症の診断基準に当てはまってしまうんですよね。それから元々睡眠時間を長く取る必要のある体質の人＝ロングスリーパーの人が世間一般の睡眠時間に合わせていて，睡眠不足に陥ることで昼間の眠気を発症し特発性過眠症という診断を受けている方も多い気がします。過労性過眠症やロングスリーパーの睡眠不足症候群と特発性過眠症の治療は真逆で症状を悪化させてしまう事があるため，このブログ記事内容の啓発はとても重要と思います。

> **［返信］** Drからのコメントでしょうか？　私も先生のご意見に全く同感です。最近もナルコレプシーを疑われた方が受診されましたが，ハルシオン

を処方し，生活習慣を見直される事を提案して睡眠発作が改善した方を経験致しました。コメントをお寄せ頂き，ありがとうございました。

Q8　特発性過眠症の誤診について

私も眠気で悩んでいます。誤診で特発性過眠症と診断される場合は多いのでしょうか？

【返信】過眠の診断は困難な場合が少なくないと思いますが，眠気でお悩みであれば，まず睡眠専門のクリニックや病院（大学病院など）を受診されたら如何でしょうか。（2019年6月20日）

Q9　夜中にブルドーザーのような音で目が覚めます

87歳女性。元々血圧が高く，バルサルタン錠80mgを朝夕，アムロジピン錠5mgを朝服用していました。他には朝にバイアスピリン錠100mg・ネキシウムカプセル20mg，夕にエディロールカプセル0.75μgを服用しています。ところが，2ヵ月ほど前から，血圧が日中は低い時で110の67位まで下がるようになりました。それでいて，夜中眠っていると，ブルドーザーのような激しい音で目が覚め，血圧を測ると200以上にもなってしまい，眠れません。

めまいはなく，吐き気もありません。ただ，耳鳴りというより，頭の中にブルドーザーが入ってしまったようで，眠れないのが辛くてなりません。どうすれば良くなりますか？

【返信】症例52（本書p.196）に良く似た症状ですね。精神科や耳鼻科を受診されて下さい。ただし，このような症状は特定な疾患（うつ病など）ではないので，筆者が行ったような薬物療法が受けられる保証はありません。その場合，症例52（この返信も含めて）を受診された精神科医に示されるのも一法かも知れません。（2019年7月14日）

Q10　全然食べれず痩せていく一方です

食思不振症とは，拒食症みたいなものでしょうか？

現在通院しながらうつ病を投薬と自宅療養で対応していますが，落ち着かず，睡眠薬は増やしてもらい眠れますが，食べるのがおっくうで全然食べれず用意もできず，痩せていきエネルギーがなくなる一方で，外出もさらに難しくなりました。

自分の世話が充分にできない状態になってしまったら，入院した方がある程度までの回復は早いのでしょうか。

> **[返信]** 食思不振症と拒食症とは似て否なるものですが，それはさて置き，貴
> 女の食思不振はうつ病に伴う食欲不振と思います。入院治療の方が回
> 復が早いとは思いますが，主治医の力量，病院の看護力などの総合力
> が在宅より優らなければ，入院治療の良否は判定できないと思います。
> 主治医に良くご相談の上で御判断下さい。（2019年7月18日）

Q11　息子の嫁が飲みだすと暴れます

　息子の嫁がお酒を飲み出すと止められず，最後には物を投げるなど暴れだし，家族を巻き込み構ってもらえないとリストカットをする。

　本人は依存している自覚がなくリストカットも日常のことだから騒がないでと言う。心療内科の受診はあるものの続かず，薬をもらってもオーバードラッグの危険性から薬を処分する。怒り出したかと思うと甘えた声を出し泣いたり笑ったり行動が変。こんな感じですが治療方法はあるのでしょうか？

> **[返信]** 入院治療が適応の方と思います。アルコール治療に習熟した医師やス
> タッフがいる病院を探されて受診されて下さい。（2019年6月21日）

あとがき

　本書は西川病院のWEBサイトにて，筆者が掲載しているブログ『精神科診療のポイント』（https://seiwakai-shimane.com/blog/）を再構成して，一冊の本にまとめたものです。

　現在，ブログ『精神科診療のポイント』には日々，多くの問い合わせを頂いており，時間の取れる限り解答させていただいております。また新たな症例についても随時更新しておりますので，ご興味のある方はブログ『精神科診療のポイント』をご覧いただければ幸いに存じます。

　また筆者へのご意見，ご要望があれば，西川病院ホームページからお問い合わせ下さい。

　本書の上梓に際しては，出版を快諾頂いた星和書店の石澤雄司社長と担当の岡部浩氏及び懇切丁寧な編集をして頂いたすずき編集室の鈴木加奈子氏に，紙面を借り心より御礼を申し上げます。

令和3年9月

西川　正

■参考文献

1） Nishikawa, T., Tanaka, M., Tsuda, A. et al.: Clonidine therapy for tardive dyskinesia and related syndromes. Clin. Neuropharmacol., 7 ; 239-245, 1984.

2） 西川正：抗精神病薬 Ⅲ 治療の実際. 稲永和豊, 田中正敏編：向精神薬, 医歯薬出版, 東京, p.169-193, 1988.

3） 西川正：抗精神病薬による遅発性錐外路症状の診断と治療. 精神科治療学, 6 ; 27-36, 1991.

4） 西川正：分裂病ガイドブック―患者と家族のための Q&A 100. NOVA 出版, 東京, p.1-318, 1994.

5） 西川正：分裂病治癒者のカルテ. 星和書店, 東京, p.1-164, 2002.

著者

西川　正（にしかわ　ただし）

【所属】社会医療法人 清和会西川病院
　　　　〒 697-0052　島根県浜田市港町 293 番地 2
　　　　TEL 0855-22-2390 / FAX 0855-22-3680
　　　　https://seiwakai-shimane.com/nishikawa
　　　＜関連団体＞
　　　・社会医療法人清和会
　　　・こころクリニックせいわ
　　　・ヴィレッジせいわ

【略歴】島根県浜田市出身，久留米大学医学部卒業。
【専門分野】▼精神神経薬理学
　　　　　　　特に統合失調症の薬物療法とリハビリテーション（SST・柔道療法）
　　　　　　▼薬原性錐体外路症状（口がモグモグ動く，体が傾く，手が震えるなど）の治療
【主な著書】
『分裂病ガイドブック─患者と家族のためのQ＆A 100』（NOVA 出版，1994）
『分裂病治癒者のカルテ』（星和書店，2002）

精神科診療のポイント

2021 年 11 月 12 日　初版第 1 刷発行

著　者　西川　正
発行者　石澤雄司
発行所　株式会社星和書店
　　　　〒 168-0074　東京都杉並区上高井戸 1-2-5
　　　　電話　03（3329）0031（営業部）／ 03（3329）0033（編集部）
　　　　FAX　03（5374）7186（営業部）／ 03（5374）7185（編集部）
　　　　http://www.seiwa-pb.co.jp
印刷・製本　中央精版印刷株式会社

©2021 西川　正／星和書店　　Printed in Japan　ISBN978-4-7911-1087-2

・本書に掲載する著作物の複製権・翻訳権・上映権・譲渡権・公衆送信権（送信可能
　化権を含む）は（株）星和書店が保有します。
・**JCOPY** 〈(社)出版者著作権管理機構 委託出版物〉
　本書の無断複製は著作権法上での例外を除き禁じられています。複製される場合は，
　そのつど事前に (社) 出版者著作権管理機構（電話 03-5244-5088，
　FAX 03-5244-5089，e-mail：info@jcopy.or.jp）の許諾を得てください。

分裂病治癒者の
カルテ

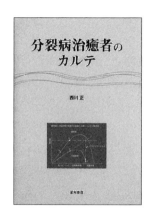

〈著〉西川　正

A5判　176p
定価：本体 3,300円＋税

分裂病は治癒するのか？　こ
れを検証すべく、さまざまな
試みをしながら日常臨床と臨
床研究を長年おこなってきた
著者。その治療努力と成果が、
本書の第１部に示される16症
例の治療過程に凝縮されている。そして、第２部では、分裂病
とはどのような病気で治癒とは何を意味するのか、治癒に導く
治療方法はどのようなものか、経験に裏打ちされた治癒への独
自のストラテジーが紹介される。分裂病はここまで治る！

発行：星和書店　http://www.seiwa-pb.co.jp

こころの治療薬ハンドブック
第13版

井上猛，桑原斉，酒井隆，鈴木映二，水上勝義，
宮田久嗣，諸川由実代，吉尾隆，渡邉博幸 編
四六判　448p　定価：本体 2,700円＋税

精神科で用いられる主要薬剤のすべてを1つずつ見開きページでわかりやすく解
説。使用エピソードや処方・服用ポイントなど、患者さんや家族、コメディカルに
も役立つ情報が満載の2021年最新版。

専門医のための
臨床精神神経薬理学テキスト

日本臨床精神神経薬理学会専門医制度委員会 編
下田和孝，古郡規雄 責任編集
B5判　448p　定価：本体 6,800円＋税

臨床精神神経薬理学専門医に必要な基本的知識・技術習得のための教本。『臨
床精神神経薬理学テキスト第3版』を引き継ぎつつ一新した、専門医取得済み
の方や指導医にも知識の整理に役立つ一冊。

精神科薬物療法に再チャレンジ
豊富な症例と具体的な解説で学ぶ処方の実際

日本臨床精神神経薬理学会 監修　寺尾岳 編集
A5判　272p　定価：本体 3,600円＋税

精神科薬物療法に自信をつけるために企画された本書は、各執筆者が自ら臨床
で使いこなす薬物について、その使い方や他の薬物との使い分けのコツを、症
例を提示しながら具体的に解説する。

発行：星和書店　http://www.seiwa-pb.co.jp

精神科医の戦略&戦術ノート
精神科救急病棟で学んだこと

白鳥裕貴 著
四六判　292p　定価：本体2,500円＋税

十余年の精神科救急での経験で得た知恵やコツ、後輩医師や研修医に話して
ウケがよかった話などを戦略、戦術という視点からまとめた覚え書。手軽に読める、
臨床や病棟運営のノウハウが満載のノート。

せん妄の臨床指針〔せん妄の治療指針 第2版〕
日本総合病院精神医学会治療指針 1

日本総合病院精神医学会せん妄指針改訂班
（統括：八田耕太郎（用語説明）編
四六判変型　148p　定価：本体1,800円＋税

せん妄治療に欠かせない指針となったベストセラー『せん妄の治療指針』を10
年ぶりに大幅に改訂。蓄積されたエビデンスと現場感覚とが見事に融合されたガ
イドラインは、世界的にも類をみない。

認知症診療連携マニュアル
日本総合病院精神医学会治療指針 8

日本総合病院精神医学会　認知症委員会 編
四六変型判　200p　定価：本体2,800円＋税

認知症の高齢患者さんの治療がスムーズに進むように、医師、看護師をはじめ
とするすべての医療者に向けて、認知症についての解説、実践的な対応、地
域連携等を前提とする退院へのフォローなど、具体的に紹介する。

発行：星和書店　http://www.seiwa-pb.co.jp